Geburtshilflich-gynäkologische Propädeutik

Von

Dr. med. habil. Hellmuth Winkler
apl. Professor
Oberarzt der Universitäts-Frauenklinik Marburg/Lahn

Dritte verbesserte Auflage

Mit 129 Abbildungen

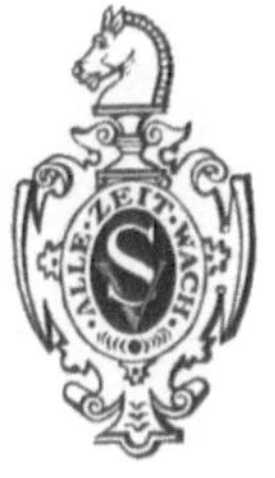

Berlin
Springer-Verlag
1944

ISBN-13: 978-3-642-90583-4 e-ISBN-13: 978-3-642-92440-8
DOI: 10.1007/978-3-642-92440-8

Eine französische, rumänische, italienische, holländische, spanische und griechische Übersetzung sind erschienen.

Softcover reprint of the hardcover 3rd edition 1940

Dem Andenken meines Vaters

Geleitwort.

Mit vorliegendem Buch hat der Verfasser eine sehr wesentliche Lücke in der für den Unterricht unentbehrlichen Literatur ausgefüllt. Gerade der Student braucht zum Studium der Grundlagen eines klinischen Faches, an das er ja erstmals im propädeutischen Unterricht herangeführt wird, eine Darstellung, die klar und übersichtlich alle wesentlichen Erscheinungsformen aufführt und bespricht, ohne sich in Einzelheiten zu zersplittern. In vorliegendem Buch scheint mir diese Forderung ganz ausgezeichnet erfüllt. In übersichtlicher Weise hat H. WINKLER die anatomischen und funktionellen Verhältnisse des weiblichen Genitale, der Schwangerschaft, der Geburt und deren Störungen zur Darstellung gebracht. Das Buch wird schon deshalb, weil auch der neueste Stand unserer hormonalen Erkenntnisse darin verwertet ist, nicht nur dem Studenten, sondern auch dem praktischen Arzt, der schon längere Jahre die Universität verlassen hat, eine glänzende Hilfe sein.

Die zahlreichen Zeichnungen und Abbildungen sind in ihrer einfachen, das Wesentliche erfassenden Form eine ausgezeichnete Ergänzung zu dem so übersichtlich und flüssig geschriebenen Text.

Marburg, L., den 15. Mai 1940.

E. BACH.

Vorwort zur dritten Auflage.

Die dritte Auflage folgt der zweiten so schnell, daß grundsätzliche Veränderungen in der Anlage des Buches und bei den Einzeldarstellungen nicht notwendig sind.

Marburg, L., den 27. September 1943.

H. WINKLER.

Inhaltsverzeichnis.

I. Anatomie.

Die Geschlechtsteile der Frau werden in *äußeres* und *inneres* Genitale eingeteilt, wobei das äußere im Gegensatz zum männlichen durch die Behaarung völlig verdeckt ist.

Zu dem äußeren Genitale (Vulva) gehören:

1. der Mons veneris,
2. die großen Schamlippen,
3. die kleinen Schamlippen,
4. die BARTHOLINIschen Drüsen,
5. das Orificium urethrae externum,
6. die Klitoris,
7. der Hymen, als Trennungsplatte zwischen äußerem und innerem Genitale.

Das innere Genitale wird gebildet von:

1. der Vagina, 2. dem Uterus, 3. den Tuben, 4. den Ovarien.

A. Äußeres Genitale (Vulva).

1. Die Schamgegend des Weibes ist besonders fettreich und wölbt sich dadurch im *Schamberg* (Mons veneris) deutlich hervor, da die Symphyse des Beckens eine Ausdehnung des Fettes in die Tiefe unmöglich macht. Der Schamberg hat Dreiecksform, wobei die breite Seite bauchwärts gelegen ist, während die Spitze in den obersten Teil der großen Schamlippen ausläuft. Die Fettanhäufung liegt unmittelbar unter der Haut. Sie fehlt beim Mann völlig. Die Behaarung des Schambergs selbst ist vollständig und greift auf die großen Schamlippen über, ist aber gegen die Bauchhaut scharf horizontal abgesetzt. Greift sie ähnlich der Behaarung beim Mann über die geschilderte Horizontallinie hinaus nach dem Nabel zu oder auf die Oberschenkel über, so sprechen wir von einer virilen Behaarung und können darin einen Hinweis auf eine hormonal bedingte Konstitutionsanomalie sehen.

2. Die *großen Schamlippen* enthalten ebenso wie der Schamberg vermehrt Fett, so daß dadurch ihre wulstige Formung zustande kommt. Sie liegen eng aneinander und bedingen so den Verschluß der Schamspalte. Erst wenn man sie auseinanderdrängt, liegt die eigentliche Vulva im engeren Sinne oder auch der Scheidenvorhof, Vestibulum vaginae (Sinus urogenitalis) genannt, frei. Bei der Frau, die noch nicht geboren hat, ebenso wie beim reifen weiblichen Neugeborenen werden die kleinen Schamlippen völlig von den großen bedeckt. Bei Mehrgebärenden klaffen die großen Schamlippen. Dieses Klaffen kommt durch die Überdehnung und die mangelhafte Rückbildung der Beckenbodenmuskulatur nach Geburten zustande, so daß ihre Tragfähigkeit dadurch beeinträchtigt wird und der Scheideneingang freiliegt. Während die großen Schamlippen

außen behaart sind, hat die Innenseite fast schleimhautähnlichen Charakter, enthält aber zahlreiche Talg- und Schweißdrüsen.

3. In ihrem Verlauf ganz ähnlich sind die *kleinen Schamlippen*, die ebenfalls den Scheideneingang und das Ostium urethrae in konvexem Bogen umgeben. Sie tragen zahlreiche Talgdrüsen, und haben einen Epidermisüberzug mit feiner Hornschicht. In der Tiefe des Epithels finden sich reichlich intracellulär gelagerte Pigmentkörnchen. Im allgemeinen sind sie von den großen Schamlippen völlig bedeckt. Sie können

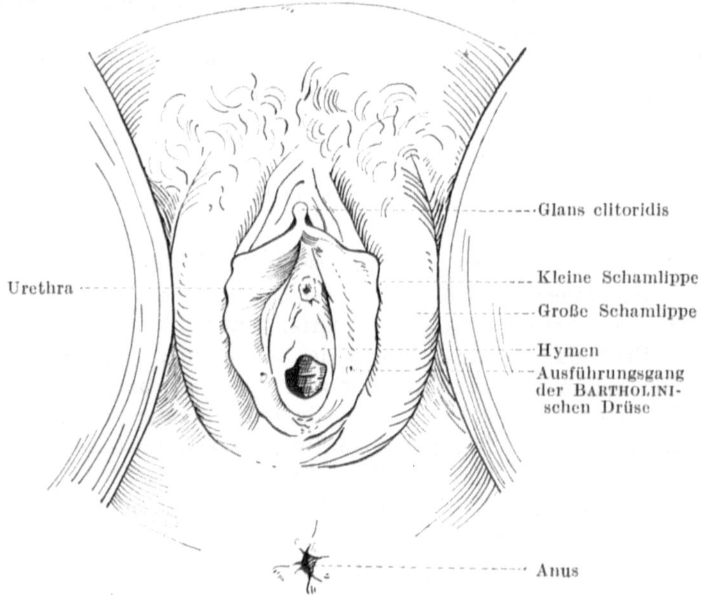

Abb. 1. Äußeres Genitale einer Virgo.

jedoch auch flügelartig ausgezogen sein und so die geschlossene Schamspalte überragen. Diese Prominenz ist eine Rasseneigentümlichkeit der Hottentottinnen (Hottentottenschürze), kommt aber auch bei Europäerinnen vor. Von den meisten Autoren wird dafür die Masturbation verantwortlich gemacht.

4. In die Innenflächen der Labia minora sind im unteren Drittel die Ausführungsgänge der BARTHOLINIschen *Drüsen* (Glandulae vestibulares majores), die paarig angelegt sind, eingelassen. Die Ausführungsgänge münden seitlich fingerbreit über der hinteren Commissur (Commissura dorsalis). Die Einmündungsstellen der Ausführungsgänge sind mitunter gerötet, so daß sie als rote, stecknadelkopfgroße Gebilde über das Schleimhautrelief hervorspringen. Diese roten Stippchen werden öfter als Macula gonorrhoica im Schrifttum bezeichnet, sie sind aber keineswegs für die

Gonorrhöe charakteristisch, sondern finden sich in gleichem Maß bei unspezifischen entzündlichen Reaktionen.

Die Drüsenkörper der BARTHOLINIschen Drüsen sind beiderseits in die großen und kleinen Schamlippen eingelassen. Sie sind paarig angelegt, auf jeder Seite eine, und haben etwa die Größe einer Erbse. Es sind acinöse Drüsen und ihr Sekret, dessen Menge und Beschaffenheit weitgehendst von nervösen Impulsen und damit von sexuellen Erregungen abhängig ist, sorgt für die Befeuchtung der Vulva und des Scheiden-

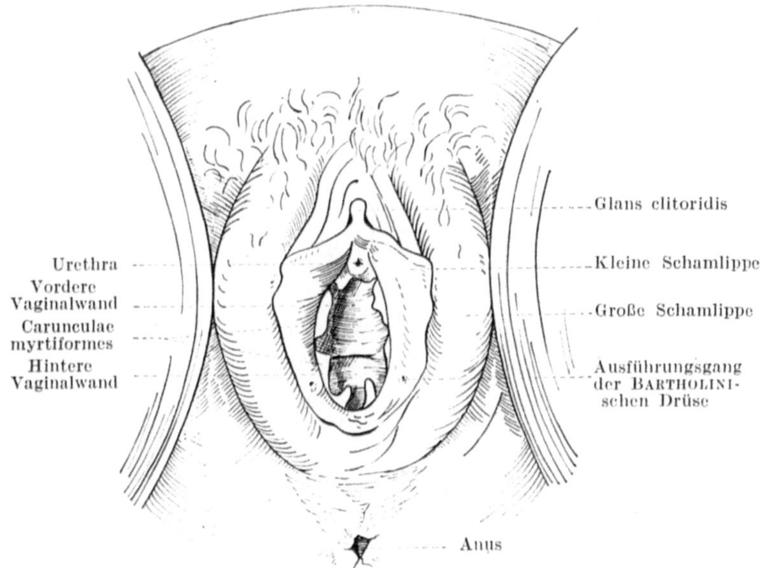

Abb. 2. Äußeres Genitale einer Mehrgebärenden.

einganges, und macht die Vulva beim Coitus schlüpfriger als sonst; es reagiert alkalisch.

5. Direkt oberhalb des Scheideneinganges mündet die Harnröhre. Sie liegt ungefähr einen Querfinger breit unter der Klitoris. Die äußere *Harnröhrenmündung* ist von Ungeübten oft schwer zu finden, besonders wenn ein Ödem des äußeren Genitale, wie es nach Geburten der Fall zu sein pflegt, vorliegt; denn nur selten springt die Harnröhrenmündung mit ihren charakteristischen leicht gezackten Rändern über das Schleimhautniveau hervor. Es empfiehlt sich deshalb immer zur Sichtbarmachung die kleinen Schamlippen mit 2 Fingern zu spreizen. Die Harnröhre durchsetzt den Beckenboden und ist im Gegensatz zu der des Mannes nur 3—4 cm lang, so daß aufsteigende Infektionen, sowohl von der Vulva wie vom Anus, die nicht nur die Harnröhre sondern auch die Blase befallen, sehr viel häufiger vorkommen. Sie liegt der Vorder-

wand der Scheide unmittelbar an und kann, durch die Hinterwand der Symphyse fixiert, nicht ausweichen. Unter der Geburt, besonders bei großem Kopf, im Beckenausgang verengtem Becken (Trichterbecken) und langer Geburtsdauer kann sie schwer geschädigt werden, und Harnröhrenfisteln werden als Restzustände dieser unter der Geburt entstandenen Schädigung mitunter beobachtet. Neben der Harnröhrenmündung

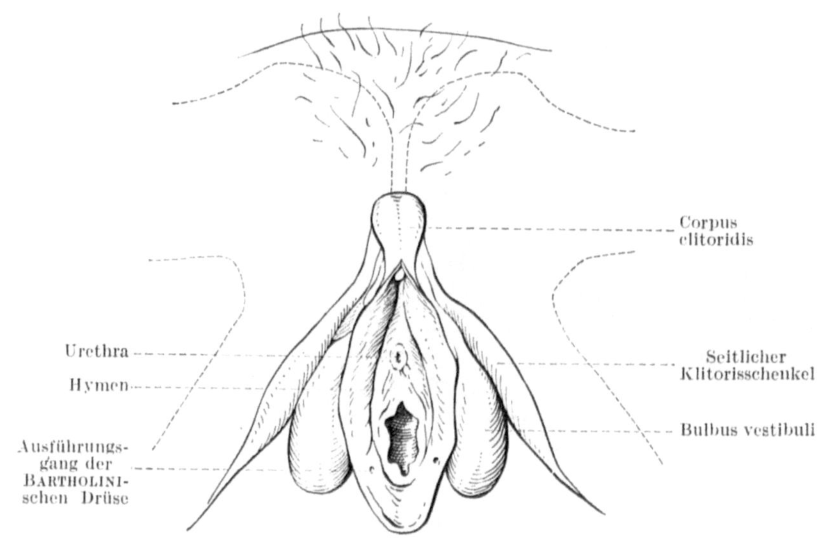

Abb. 3. Corpora cavernosa des Scheideneinganges.

liegen kleine blind endigende Schleimhautvertiefungen, die als paraurethrale Krypten bezeichnet werden. In der Harnröhre selbst finden sich im vordersten Anteil ebenfalls kleinste blind endigende, capillare Öffnungen. Diese beiden Gebilde sind deshalb von klinischer Bedeutung, weil sich in ihnen Gonokokken festsetzen und die Behandlung erschweren können.

6. Ein Querfinger oberhalb der Harnröhrenmündung liegt die *Klitoris*, die ebenfalls von den kleinen Schamlippen umgriffen wird; letztere bilden oberhalb der Glans clitoridis das Präputium und unterhalb das Frenulum. Die Klitoris ist ein erektives Organ, und ihr Anschwellen wird ebenso wie die Erektion des Penis von kavernösen Venenplexus, die demselben Füllungsmechanismus wie beim Mann unterliegen, bedingt. Die Schwellkörper der Klitoris sind mit ihren Schenkeln an den

absteigenden Schambeinästen fixiert. Sie gehen nach der Symphyse zu mit einem Knick in das gemeinsame Corpus clitoridis über. Die Glans clitoridis wird von demselben mehrschichtigen Plattenepithel wie die übrige Vulva überzogen. Besonders auffallend ist ihr Reichtum an Gefäßen und sensiblen Nerven, die in besondere Nervenendkörperchen auslaufen (VATER-PACINIsche und MEISSNERsche Körperchen und KRAUSEsche Endkolben). Auch dies ist ein Beweis dafür, daß hier die Empfindungsfähigkeit am stärksten ist. Gleichzeitig liegt hier auch die Stelle der größten Schmerzhaftigkeit, so daß sie bei der Untersuchung mit dem Finger oder einem Instrument nur aus zwingenden Gründen berührt werden soll. Infolge der guten sensiblen Versorgung sind von hier aus starke sexuelle Reize möglich, die zu einer Überfüllung der Schwellkörper führen, wodurch eine Erektion der Klitoris zustande kommt, so daß sie knospenartig vorspringen kann.

Ein zweiter Schwellkörperkomplex findet sich hinter den kleinen Schamlippen, der als Bulbus cavernosus vestibuli (Bulbus corporis cavernosi urethrae) bezeichnet wird.

Gegen den Damm zu vereinigen sich die kleinen Labien in der hinteren Commissur (Commissura dorsalis). Die Haut und die darunterliegende Muskulatur von der hinteren Commissur (Commissura dorsalis) bis zum oberen Pol des Afters wird als Damm (Perineum) bezeichnet. Haut und Muskulatur des Dammes werden während der Geburt gedehnt und ausgewalzt, so daß es hier leicht zu Einrissen kommt, die nicht nur auf die Haut und das Unterhautfettgewebe beschränkt bleiben, sondern auch die Muskulatur mitergreifen können. Teils durch Gegendruck von oben, teils vom Damm aus wird unter der Geburt der Durchtritt des kindlichen Kopfes gebremst und auf diese Art und Weise eine langsame, schonende Dehnung der Muskulatur und Haut erreicht (Dammschutz).

7. Zwischen das innere Genitale und die Vulva ist der *Hymen* (Jungfernhäutchen), eine meist in der Mitte durchbohrte Hautplatte, eingelassen. Die Öffnung, die zum Durchtritt des Menstrualsekrets dient, ist ganz verschieden gestaltet. Fehlt diese Öffnung, so kann nach der Menarche (1. Genitalblutung) das Menstrualsekret nicht abfließen, es staut sich in der Scheide, so daß schließlich die ganze Vagina mit Blut gefüllt ist, der Hymen sich vorwölbt und das hintere Scheidengewölbe ballonartig aufgetrieben wird (Hämatokolpos).

Der Hymen kann sehr derb und rigide sein und infolgedessen leicht einreißen. Er kann aber auch sehr dehnbar sein und bei der Kohabitation nur sehr wenig verletzt werden. Bei der ersten Kohabitation reißt der Hymen im allgemeinen ein (Defloration), weshalb auch der erste Coitus schmerzhaft ist. Hierbei kommt es meist zu einer geringgradigen Blutung. Unter der ersten Geburt wird diese Hautplatte gänzlich zerstört, und es bleiben dann nur noch kleine, warzenförmige Gebilde übrig, die als Carunculae myrtiformes (Carunculae hymenales) bezeichnet werden (s. Abb. 2).

B. Inneres Genitale.

1. Scheide.

Die *Scheide* (Vagina) verläuft bogenförmig von vorn unten nach hinten oben. Ihre Achse fällt mit der Beckenachse zusammen. Die hintere Wand, die das hintere tiefe Scheidengewölbe bildet, ist 8—10 cm lang, die vordere dagegen nur 7—8 cm. Sie ist von Muskulatur umgeben und besitzt — wie neuere Untersuchungen gezeigt haben — ein aktives Kontraktionsvermögen. Die innere Muskelschicht verläuft ringförmig,

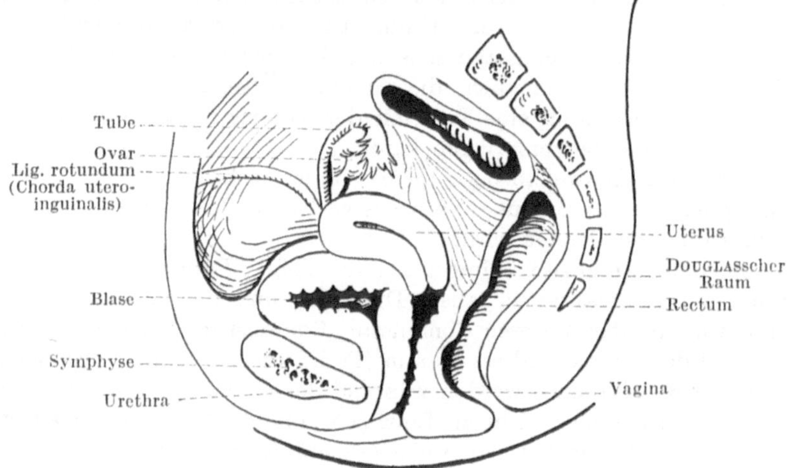

Abb. 4. Sagittalschnitt durch das innere Genitale.

die äußere längs. Die Scheidenwände berühren sich in der Mitte, während die seitlichen Scheidenpartien als Streben stehenbleiben, so daß der Querschnitt einem großen lateinischen H [)—(] entspricht.

Ihre Wände werden bei der Immissio penis entfaltet. Sie erfährt in der Schwangerschaft eine Zunahme an Elastizität und eine Erweiterung, um unter der Geburt den Durchtritt des vorangehenden Teils ohne Verletzungen zu ermöglichen. Bei alten Erstgebärenden dagegen, bei denen der Tugor des Gewebes nachgelassen hat und die Schwangerschaftsumstellung infolgedessen nur teilweise gelingt, sind Scheideneinrisse nicht selten. In der ungedehnten Schleimhaut finden sich besonders im unteren Drittel zahlreiche Querfalten (Columnae rugarum). Sie sind bei Frauen, die noch nicht geboren haben (Nulliparae), am stärksten ausgeprägt. Durch die Geburt werden sie ausgewalzt.

Die Scheide ist mit nicht verhorntem Plattenepithel ausgekleidet. Dieses Epithel ist bei der geschlechtsreifen Frau so derb, daß Infektionen, die das Scheidenepithel in Mitleidenschaft ziehen, relativ selten sind. Diese Derbheit und Widerstandsfähigkeit ist neben der funktionellen Inanspruchnahme hauptsächlich hormonal bedingt. Bei Senkungen der

Scheide (Descensus vaginae, bei stärkeren Graden auch Prolapsus vaginae genannt), die schließlich zu einem Vorfall der gesamten hinteren und vorderen Scheidenwand führen können, kommt es meistens zu einem echten Hornüberzug des vorgefallenen Schleimhautanteils. Bei der Greisin und dem Kleinkind ist das Epithel dünner, weniger widerstandsfähig und so Infektionen in stärkerem Maße ausgesetzt. Die Scheide selbst trägt keine Drüsen. Die Zellen, besonders die in der Tiefe gelegenen Epithelschichten enthalten reichlich Glykogen. Bei der Desquamation der Schleimhaut und der Abschilferung der oberflächlichen Epithelien gelangt dieses Glykogen in die Scheide und wird hier durch die DÖDERLEINschen Milchsäurestäbchen zu Milchsäure aufgespalten, so daß der Scheideninhalt im Gegensatz zum Sekret der Vulva sauer reagiert. Der Säuregrad entspricht dem einer 0,5%igen Milchsäurelösung.

Da keine Drüsen vorhanden sind, fehlen auch eigene Sekretionsprodukte. Die Beimengung von Cervixschleim ist in den hinteren Scheidenabschnitten etwas stärker. Die Samenfäden gehen in dem sauer reagierenden Scheidensekret zugrunde, während das schwach alkalische Sekret der Cervix ihre Fortbewegungsfähigkeit steigert.

2. Uterus.

In den oberen Scheidenabschnitt ist der Scheidenanteil der Gebärmutter, die *Portio vaginalis uteri*, eingelassen, die nicht mit der Längsachse der Scheide zusammenfällt, sondern schräg von vorn in sie hineinragt. Die hintere Scheidenwand ist — wie bereits erwähnt — länger

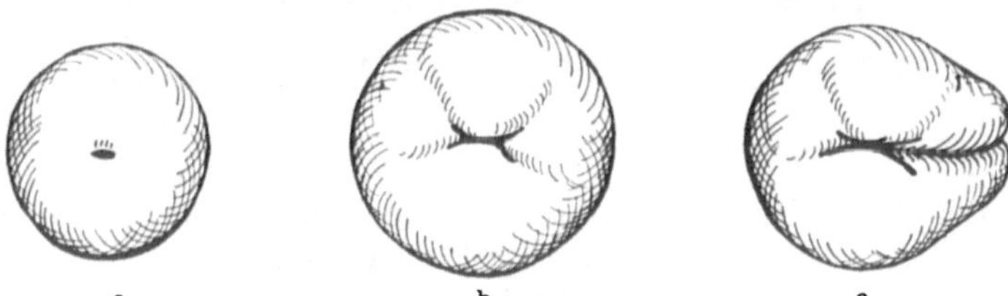

Abb. 5a—c. Portio. a einer Nulliparen, b einer Multiparen, c einer Multiparen mit EMMETschem Riß links.

und bildet das hintere Scheidengewölbe. In dieses wird bei der Ejaculation der männliche Samen entleert. Es wird deshalb auch als Receptaculum oder Lacus seminis bezeichnet und bildet im Liegen den tiefsten Punkt. Die Portio vaginalis ist median vom Cervicalkanal durchbohrt. Diese Öffnung wird als *äußerer Muttermund* oder als Orificium externum bezeichnet. Die Muttermundslippen berühren die Hinterwand der Scheide. Sie können sowohl vaginal wie rectal gut getastet und gegen die umgebenden Scheidenwände auf Grund ihrer Konsistenz abgegrenzt werden.

Die Portio ist bei Frauen, die geboren haben, zylindrisch und oft plump. Der Muttermund der Nulliparen ist grübchenförmig und meist kreisrund. Bei Multiparen ist er aber durch die starke Erweiterung und kleinste Einrisse unter der Geburt, die nie zu vermeiden sind, quergespalten, und so kommt hier die Unterscheidung einer vorderen und hinteren Muttermundslippe viel deutlicher zum Ausdruck als bei Nulliparen. Die Einrisse am Muttermund können seitlich bis an das Vaginalgewölbe heranreichen, so daß eine völlige Zweiteilung der beiden Muttermundslippen entsteht, wodurch es zu einer Umstülpung des Cervixepithels kommt (EMMETscher Riß mit Lacerationsectropium, s. Abb. 5c).

Die Portio uteri stellt den untersten Teil der *Cervix* dar. Der Cervicalkanal ist $2^1/_2$—3 cm lang und von dem eigentlichen Gebärmutterkörper (Corpus uteri) durch den inneren Muttermund (Orificium internum canalis isthmi) getrennt. Er ist median spindelförmig erweitert und gegen seine Enden, d. h. gegen den äußeren und inneren Muttermund zu abgeplattet. Die Erweiterung des Cervicalkanals unter der Geburt braucht längere Zeit, und nach seiner Erweiterung wird die erste Phase der Geburt als Eröffnungsperiode bezeichnet. Beim Kleinkind und bei der auf einer kindlichen Entwicklungsstufe stehengebliebenen Frau ist die Cervix im Verhältnis zum Corpus größer und länger.

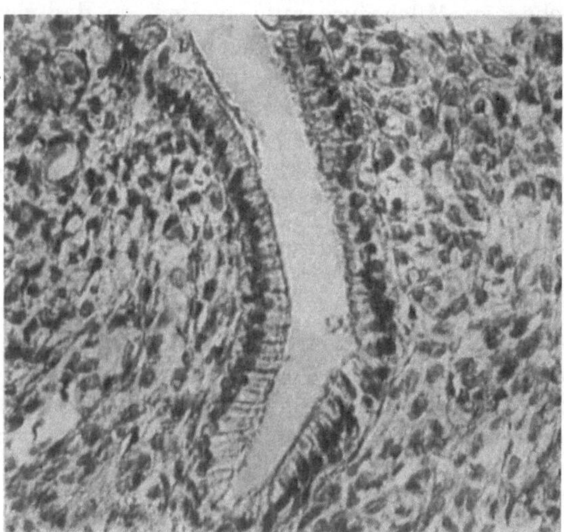

Abb. 6. Zylinderepithel der Cervix.

Die Cervix trägt Drüsenschläuche, die meist acinös sind und ein glasiges, schleimiges Sekret sezernieren, das alkalisch reagiert. Sie tragen ein einreihiges Zylinderepithel mit feinsten Flimmerhaaren.

Entsprechend der anatomischen Einteilung hört dieses Epithel am äußeren Muttermund mit scharf abgesetzter Grenze auf. Mitunter greift es jedoch über diese Grenzen hinaus und schiebt sich über das blaßrosa Epithel der Portio hinüber. Wir bezeichnen dies als Pseudoerosion. Im Gegensatz dazu kann aber auch ein echter Epitheldefekt vorliegen (Erosio vera). Außerdem kommen in der Nähe des äußeren Muttermundes Cervixretentionscysten vor, d. h. verschlossene Schleimdrüsen von 1 mm Weite und mehr, in denen sich das Sekret gestaut hat. Sie werden im Muttermund bei einer Spiegeluntersuchung sichtbar (Ovula Nabothii). Das Cervixsekret ist zäh, gallertartig und enthält Mucin. Es füllt oft als Pfropf den Cervicalkanal ganz aus und ragt noch etwas in die Scheide hinein (KRISTELLERscher Schleimpfropf). Dieser Schleimpfropf schützt vor ascendierenden Infektionen und spielt möglicherweise auch für die Konzeption eine Rolle. Da der Uterus sich während des Orgasmus kontrahiert und in die Scheide gepreßt wird, rückt auch dieser Schleimpfropf tiefer, kann sich im Lacu seminis mit Spermien beladen, rutscht nach Abklingen der Kontraktionsphase wieder in die Cervix zurück und erleichtert möglicherweise so ascendierende Bewegungen der Spermien.

Die Grenze zwischen Cervix und Corpus uteri wird vom *Isthmus uteri* gebildet. Die Muskulatur ist die Schleimhaut wesentlich niedriger, sie enthält weniger Krypten. Die Drüsen des Isthmus sind zwar den Drüsen der Corpusschleimhaut ähnlich, aber kleiner und weniger gut entwickelt. Der Isthmus endet im *inneren Muttermund*, einer Stelle, an der die Arteriae uterinae an den Uterus herantreten. Die Grenze gegen den Cervicalkanal ist variabel und nur histologisch zu unterscheiden. Sie liegt an der Stelle, an der die durch ihr charakteristisches Aussehen kenntlichen Drüsen des Cervicalkanals beginnen. Dem Isthmus kommt zwar keine wesentliche gynäkologische Bedeutung zu, dagegen ist er für geburtshilfliche Fragen von großer Wichtigkeit.

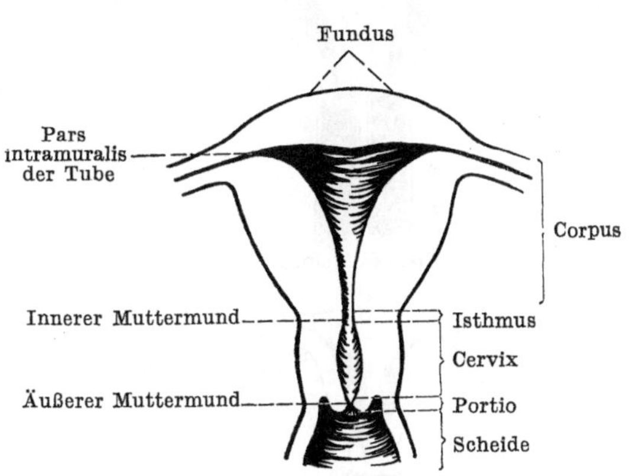

Abb. 7. Frontalschnitt durch den Uterus, schematisch.

Der größte Teil des Uterus wird bei der geschlechtsreifen Frau vom *Corpus* gebildet, das nach vorn und hinten abgeplattet, hühnereigroß ist. Sein oberer Anteil wird als Fundus bezeichnet. Der Gebärmutterkörper liegt nicht mit Cervix und Portio in einer Frontalebene, sondern ist in einem stumpfen Winkel, dessen Scheitel der innere Muttermund bildet, gegen die Cervix nach vorn abgeknickt.

Die Gesamtlänge des Uterus (Sondenlänge) beträgt 7 cm, wovon 3 cm auf die Cervix und 4 cm auf das Corpus entfallen. Dieses Verhältnis besteht aber nicht von Anfang an, sondern bei Neugeborenen und auch noch vor der Pubertät ist das Corpus im Verhältnis zur Cervix wesentlich kleiner, graziler und seine beiden seitlichen Hornpartien, die entwicklungsgeschichtlich aus der Verschmelzung der beiden MÜLLERschen Gänge entstehen, sind nicht so deutlich ausgeprägt. Bleibt der Uterus auch nach der Pubertät auf dieser infantilen Entwicklungsstufe stehen, so sprechen wir von einem *Infantilismus* oder *infantil-hypoplastischem Genitale*.

Der Uterus hat die Form einer abgeplatteten Birne, wobei die Abplattung besonders den Dickendurchmesser betrifft. Die Länge beträgt bei der Nullipara 7,5 cm, die größte Breite 4 cm, die größte Dicke 2,5 cm. Bei Multiparen (Frauen, die mehrfach geboren haben) sind die Maße durchschnittlich um 1 cm größer. Er ist dickwandig, hat ein spaltförmiges Lumen, das Cavum uteri, das in der Schwangerschaft die Frucht aufnimmt, wobei das Corpus uteri, wenigstens in der Frühschwangerschaft

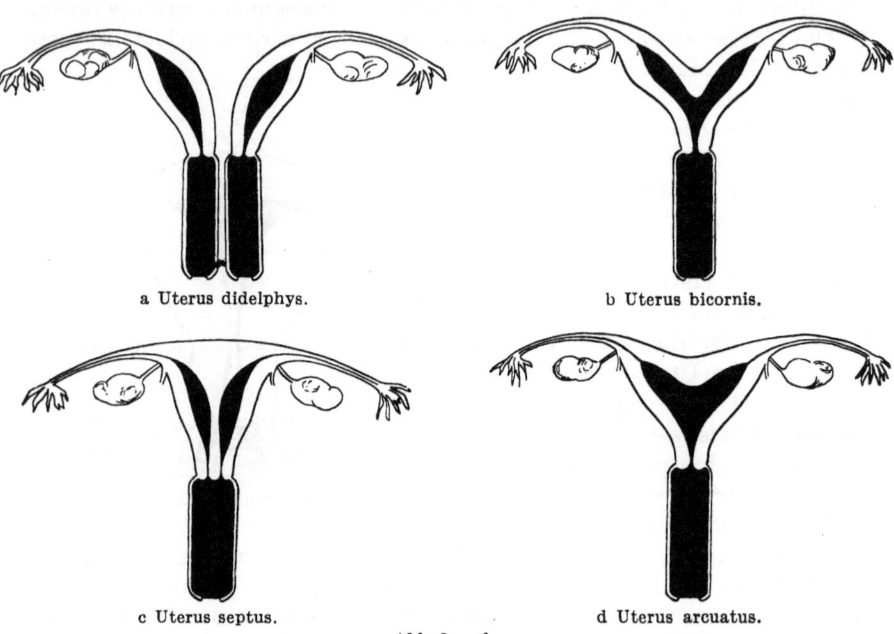

a Uterus didelphys. b Uterus bicornis.

c Uterus septus. d Uterus arcuatus.

Abb. 8a—d.

allein als Fruchthalter dient. Die Sondierung des Hohlraums gelingt vom äußeren Muttermund aus ohne größere Schwierigkeit. Der Uterus entsteht aus den beiden MÜLLERschen Gängen, die in ihrem unteren Abschnitt verschmelzen und so einen gemeinsamen Hohlraum bilden: Scheide und Gebärmutter. Weiter distal bleiben die MÜLLERschen Gänge getrennt und als paarige Eileiter bestehen. Störungen dieser normalen Verschmelzung im Bereich der Scheide und des Uterus kommen mitunter vor. Bleibt die Vereinigung der MÜLLERschen Gänge aus, so entstehen zwei getrennte Uteri (Uterus didelphys), fehlt sie nur im Bereich des unteren Teils, so entsteht der zweigehörnte Uterus (Uterus bicornis). Ist der Uterus nur im Inneren durch ein Septum getrennt, äußerlich aber ein einziges Organ, so sprechen wir von einem Uterus septus. Die häufigste und leichteste Entwicklungshemmung ist das Bestehenbleiben einer medianen Einkerbung in Fundushöhe (Uterus arcuatus).

Die Hauptmasse des Uterus besteht aus glatten Muskelfasern, die ein einheitliches Geflecht bilden, und zwischen denen Blutgefäße verlaufen. Die Blutstillung erfolgt bei Eröffnung dieser Gefäße durch Kontraktion der Uterusmuskulatur, was besonders in der Nachgeburtsperiode von Wichtigkeit ist, aber auch für die Blutstillung während der Menstruation Bedeutung hat.

Besonders auffallend ist der Reichtum an Venen, nach denen BRAUS die ganze Muskulatur in zwei Schichten einteilt, eine mittlere Lage weitester Gefäße, Stratum vasculare, und eine innen und außen gelegene Schicht, in denen die Gefäße weniger zahlreich sind, die beide als Stratum subvasculare bezeichnet werden. Die Muskulatur grenzt unmittelbar an die Schleimhaut, die nicht scharf abgesetzt ist, sondern glatte Muskelzellen dringen sogar zwischen die Drüsen ein. Dasselbe gilt bauchhöhlenwärts auch für den Serosaüberzug. Der Uterus besteht aus drei Schichten: 1. Der Schleimhaut (Mucosa), 2. der Muskelhaut (Muscularis) und 3. dem Bauchfellüberzug (Serosa), auch als Endo-, Myo- und Perimetrium bezeichnet.

Die Cervix enthält im Gegensatz zum Corpus weniger Muskulatur und mehr Bindegewebe, wodurch sie sich derber und rigider anfühlt. Auf dem Konsistenzunterschied zwischen Cervix und Corpus in der Frühschwangerschaft, bei der es zu einer Auflockerung kommt, beruht ein diagnostisches Schwangerschaftszeichen, das HEGARsche Schwangerschaftszeichen.

Die Schleimhaut des Corpus (Endometrium) ist im Gegensatz zu der Schleimhaut der Tuben und des Cervicalkanals weitgehenden zyklischen Veränderungen unterworfen, so daß sich niemals im Verlauf eines Zyklus gleiche Bilder finden. Dies gibt aber die Möglichkeit, auf Grund des histologischen Aufbaues der Schleimhaut genau anzugeben, in welcher Phase des Zyklus die Frau sich befindet.

Die Corpusschleimhaut soll dem befruchteten Ei als Eibett dienen. Das hat zur Voraussetzung, daß sie in ihrer Struktur aufgelockert wird. Geht das Ei unbefruchtet zugrunde, so wird die Schleimhaut, wenigstens ihr funktioneller Anteil, bei der nächsten Menstruation abgestoßen, und ihr Aufbau, der abhängig ist vom Ovar und den gonadotropen Hormonen des Hypophysenvorderlappens, beginnt von neuem.

Wir unterscheiden grundsätzlich 4 Entwicklungsphasen der Uterusschleimhaut während des Zyklus:

1. Die Proliferationsphase, 2. die Sekretionsphase, 3. die Desquamationsphase, 4. die Regenerationsphase.

Die Veränderungen im Schleimhautbild beschränken sich nur auf die oberflächliche Schicht, die als Funktionalis bezeichnet wird, während die Grund- oder Basalisschicht sich nicht verändert. Sie bildet das Substrat, aus dem die Funktionalis sich unter den vom Ovar ausgehenden hormonalen Impulsen regeneriert (nähere Einzelheiten s. S. 29).

Die Einmündungsstellen der Eileiter in den Uterus geben dem Cavum uteri und seiner Schleimhautauskleidung die charakteristische dreizipfelige Form, deren unterer Punkt vom inneren Muttermund gebildet

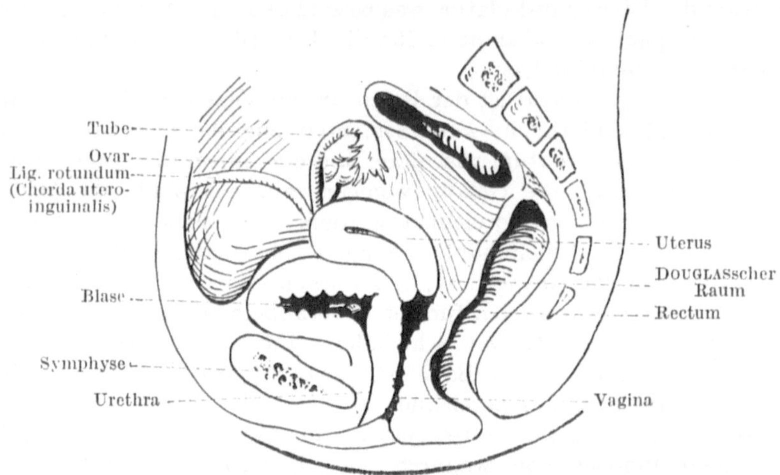

Abb. 9a. Medianer Sagittalschnitt durch das innere Genitale.

wird, während die beiden oberen Zipfel in den intramuralen Anteil der Tuben übergehen (s. Abb. 7). Während die Cervix fixiert ist durch Duplikaturen des Bauchfells und Verstrebungen des Bekkenbindegewebes, ist das Corpus uteri sehr viel freier beweglich, seine Lage ist infolgedessen nicht konstant, sondern schwankt bei einzelnen Individuen sehr, ohne daß man von einer Lageanomalie direkt sprechen könnte. Die Normallage wird wesentlich von dem Füllungszustand der Blase und des Mastdarms beeinflußt. Eine starke Füllung der Blase wird den Uterus nach hinten, eine starke Füllung des Rectums ihn nach vorn drängen.

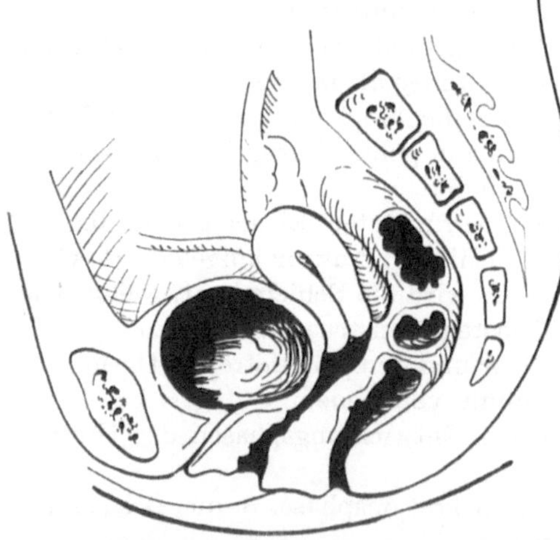

Abb. 9b. Medianer Sagittalschnitt bei gefüllter Blase und Rectum. Uterus in Mittelstellung, Cervix-Corpuswinkel ausgeglichen.

Um sich deshalb bei der Untersuchung keinen Täuschungen hinzugeben, ist es notwendig, für die Entleerung von Blase und Rectum Sorge zu tragen.

Da die Excavatio recto-uterina im allgemeinen mit Darmschlingen gefüllt ist, wird der Uterus nach vorn gedrängt, wobei er gleichzeitig nach rechts ausweicht. Der linke Rand steht mehr nach vorn, der rechte mehr nach hinten, da der Füllungszustand des linksgelegenen Colon sigmoideum (Sigmoid) ihn in diese Lage drängt. Das Corpus uteri ist normalerweise gegen die Cervix zu abgeknickt, so daß sich eine stumpf- bis rechtwinklige Biegung der beiden Teile zueinander ergibt. Man bezeichnet die Neigung des Uterus zur Scheidenlängsachse nach vorn oder hinten als *Anteversio* oder *Retroversio* und die Beziehungen zwischen Corpus und Cervix nach einer der beiden Richtungen als *Anteflexio* oder *Retroflexio*. Ist das Organ in toto nach vorn oder hinten verlagert, so sprechen wir von einer *Antepositio* oder *Retropositio*. Normalerweise liegt der Uterus in sog. *Anteflexio-versio-Stellung* (s. Abb. 9 a), wobei der Krümmungswinkel zwischen Corpus und Cervix nach vorn liegt und stumpf ist, so daß bei leerer Blase der Fundus auf ihr liegt und das Cavum uteri wenigstens im Stehen horizontal verläuft. Daher erklärt sich auch bei der Schwangeren der häufige Harndrang. Gewöhnlich steht das Corpus in der vorderen, die Portio mehr in der hinteren Hälfte des kleinen Beckens, und zwar in Höhe der beiden Sitzbeinstachel, der sog. Interspinallinie.

3. Die Tuben.

Die *Tube* wird anatomisch in die Pars interstitialis, isthmica und ampullaris unterteilt. Ihre Gesamtlänge beträgt 12 cm. Der interstitielle Anteil ist — wie bereits der Name sagt — in die Wand der Uterusmuskulatur eingelassen. Hier hat die Tube ihre geringste lichte Weite. Distal folgt die Pars isthmica, die etwa 4 cm lang ist. Hier erweitert sich das Lumen, das im interstitiellen Teil nur 1 mm beträgt, auf 4 mm. Die Pars ampullaris ist wegen ihrer geringgradigen Dicke weicher und läuft bauchhöhlenwärts trichterförmig im Infundibulum (Ostium abdominale) aus, das in kleine Schleimhautaufspaltungen übergeht, die polypenartig nach der Bursa ovarica übergreifen. Zahlreiche Längsfalten der Schleimhaut springen in den ampullären Teil der Tube vor, die teilweise sogar miteinander anastomosieren. Samenfäden und Ei müssen also auf ihrem Weg diese verzweigten Kanäle der Tuben passieren. Erst im isthmischen Anteil der Tuben sind die Falten niedriger und kaum noch verzweigt, so daß das Ei auf seiner Wanderung nur noch im zentralen Kanal bewegt werden kann. Diese anatomischen Unterschiede spielen bei der anormalen Nidation des Eies eine Rolle, denn die Eieinnistung ist bei der Tubenschwangerschaft im ampullären Teil sehr viel häufiger als im isthmischen. Andererseits können durch die starke Fältelung des Tubenlumens klinisch kaum bemerkbare Entzündungen zu einem Tubenverschluß und, wenn sie bereits vorhanden sind, zu einer Sterilität oder Unfruchtbarkeit führen.

Die Eileiter werden von den beiden Blättern des Lig. latum (Plica lata uteri) überzogen, liegen also fast in ihrem ganzen Verlauf extraperitoneal und nur das freie Ende (Ostium abdominale tubae) ragt — wie sein Name schon sagt — in die Bauchhöhle hinein.

Man unterscheidet an der Tube mehrere Schichten, zu oberst die Bauchfellduplikatur, das Lig. latum (Plica lata), 2. die Tunica adventitia, 3. die Tunica muscularis mit einer äußeren Längs- und einer inneren Ringmuskelschicht und 4. die eigentliche Schleimhautschicht, Tunica mucosa, auf deren bindegewebiger Schicht, Tunica propria, das eigentliche Eileiterepithel sitzt.

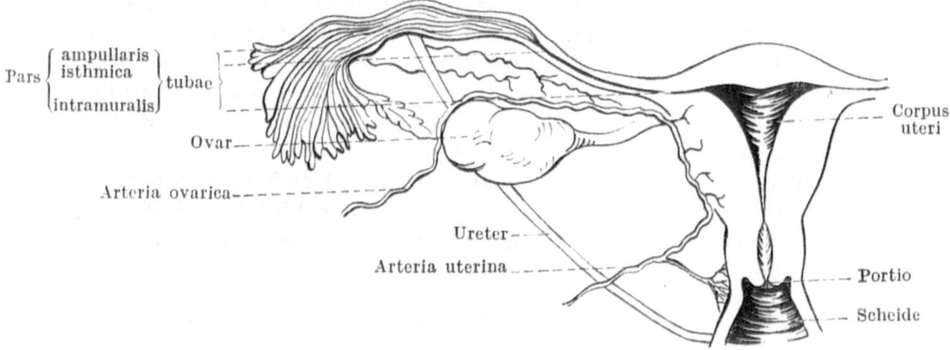

Abb. 10. Inneres Genitale, medianer Frontalschnitt (Hinterfläche).

Das Epithel ist fast nur einschichtig, die Zellen zylindrisch mit Flimmerhaaren besetzt, deren Strom uterinwärts gerichtet ist. Diesen Flimmerhaaren kommt für den Transport des Eies keine Bedeutung zu. Das Ei selbst kann sich aktiv nicht fortbewegen, sondern wird durch die Peristaltik der Längs- und Ringmuskulatur transportiert. Die Spermien dagegen wandern gegen den Flimmerstrom in die Eileiter hinein (Rheotaxis).

Beim Sprung des Follikels legt sich beim Meerschweinchen und Kaninchen das Infundibulum tubae an den Eierstock an, so daß aus dieser Spalte, die außerhalb des Follikelsprungs geöffnet ist, ein geschlossener Hohlraum wird (Bursa ovarica). Bei der Maus, die zu den fruchtbarsten Säugetieren zählt, ist diese Bursa ovarica dauernd geschlossen, so daß das Ei nicht in die Bauchhöhle gelangen kann. Bei anderen Tieren wird es immer an der gleichen Stelle der Oberfläche des Eierstocks ausgestoßen (Emissionsgrube), und so die Befruchtung weitgehend sichergestellt. Beim Menschen, bei dem die Eier an verschiedenen Stellen austreten, haben neuere Untersuchungen gezeigt, daß der am Bauchfell fixierten Fimbria ovarica, die bei der Befruchtung als Gleitschiene dienen soll, nicht die Bedeutung zukommt, die man ihr früher beigemessen hat. Im Moment des Follikelsprungs wird der Kontakt zwischen Tube und Ovar, ähnlich wie beim Meerschweinchen und Kaninchen, sehr viel enger. Die Tube legt sich zur Zeit des Follikelsprungs

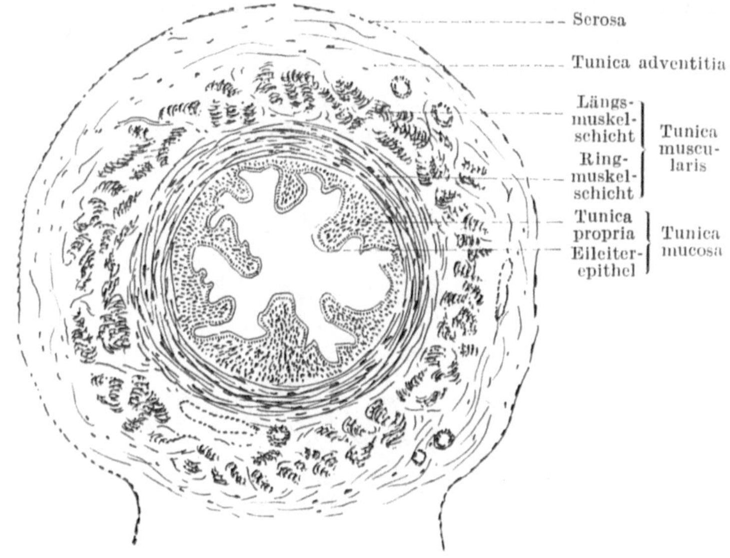

Abb. 11a. Querschnitt durch sämtliche Schichten des isthmischen Tubenteils (schematisch).

mit ihrem abdominalen Ende um das Ovar herum, und das Fimbrienende saugt das beim Platzen des GRAAFschen Follikels freiwerdende Ei direkt auf. Ein Vorgang, den man als Eiauffangmechanismus bezeichnet (v. MIKULICZ-RADECKI).

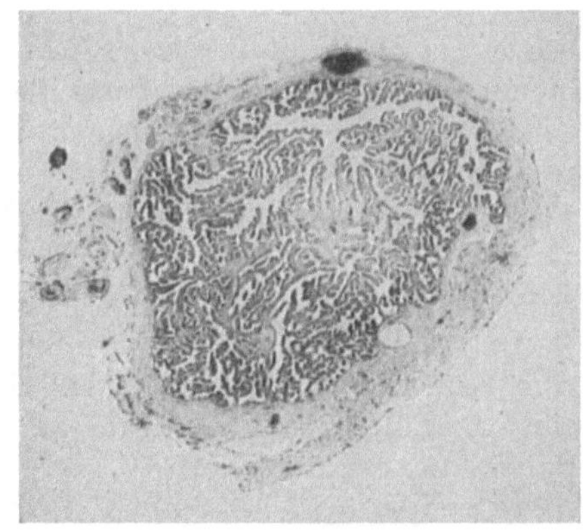

Abb. 11b. Tubenquerschnitt, Pars ampullaris (Lupe).

4. Die peritoneale Überkleidung des inneren Genitale.

Tube und Uterus werden vom Bauchfell überzogen, das am Uterus Perimetrium genannt wird, während die Teile, die die Tube überziehen, Lig. latum (Plica lata) heißen. Die Hinterwand ist völlig mit Serosa überkleidet, das Peritoneum schlägt sich am Scheidengewölbe in der Excavatio rectouterina oder DOUGLASschen *Raum* wieder um. Das hintere Scheidengewölbe grenzt also unmittelbar an den intraperitonealen Raum, so daß von hier aus leicht unter Anheben der Portio die Beckeninnenwand, der Uterus und die Adnexe abgetastet werden können. Gleichzeitig ist durch diese Anordnung die Möglichkeit gegeben, den untersten Teil der Bauchhöhle von der Scheide aus zu punktieren (DOUGLAS-Punktion) oder diese mit dem Messer nach Durchtrennung der hinteren Scheidenwand und des Peritonealüberzuges zu eröffnen (Kolpotomia posterior). Beides sind Methoden, die von diagnostischer und therapeutischer klinischer Bedeutung sind. Während die Excavatio recto-uterina so weit nach hinten unten reicht, daß ihr Peritoneum das Corpus und den supravaginalen Anteil der Cervix in toto überzieht,

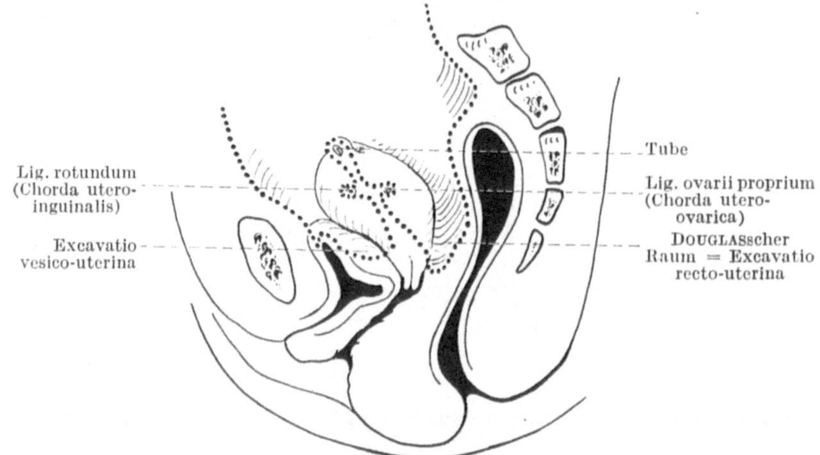

Abb. 12. Paramedianer Sagittalschnitt durch das innere Genitale. Punktierte Linie = Verlauf des Peritoneums. Intraligamentär liegen Tube, Lig. rotundum und Lig. ovarii proprium. (Nach W. STOECKEL.)

bedeckt es die Vorderfläche des Corpus nur bis in Höhe des inneren Muttermundes und biegt dann auf die Blase über, so daß die Vorderwand der Cervix nicht mehr vom Bauchfell überdeckt ist. Das vordere Scheidengewölbe ist für die innere Hand bei der gynäkologischen Untersuchung weniger geeignet als das hintere. Die vordere also flachere Höhle wird als Excavatio vesico-uterina oder kleiner DOUGLASscher Raum bezeichnet.

Die beiden Tuben sind ebenfalls mit Ausnahme des Fimbrienendes vom Bauchfell überzogen, so daß sich hier eine Bauchfelldoppelung ergibt, die hinten nach der Tube zu aufsteigt und vorn seitlich nach der Bauchwand verläuft.

Die Verhältnisse werden aus Abb. 12 besonders deutlich, wo von der Uteruskante das Lig. ovarii proprium (Chorda utero-ovarica), die Tube und das Lig. rotundum (Chorda utero-inguinalis) abgetrennt sind. Daraus geht auch hervor, daß die Uterusanhänge, mit Ausnahme des Infundibulum tubae, extraperitoneal gelegen sind. Weiterhin wird daraus ersichtlich, daß Tumoren, die von der Seitenwand des Uterus ausgehen und nach der Beckenwand zu wachsen, zwischen den beiden Blättern des Lig. latum (Plica lata), also extraperitoneal bzw. intraligamentär zu liegen kommen.

Außer durch das Lig. latum (Plica lata) steht der Uterus durch andere Dopplungen des Peritoneums, durch bindegewebige und muskuläre Züge mit den benachbarten Organen in Verbindung. Zwischen vorderem Cervixanteil und der Hinterwand der Blase liegt lockeres Bindegewebe unmittelbar unter der Umschlagstelle des Peritoneums, der Plica vesicouterina. Zu beiden Seiten des Mastdarms verlaufen Längsfalten des Peritoneums zum Rectum, die Plicae recto-uterinae.

Das Ovar ist durch eine Lücke im Bauchfell „wie ein Knopf durch ein Knopfloch" hindurchgesteckt, so daß es im Gegensatz zum Uterus und dem größten Teil der Tuben intraperitoneal gelegen ist. Das Ovar

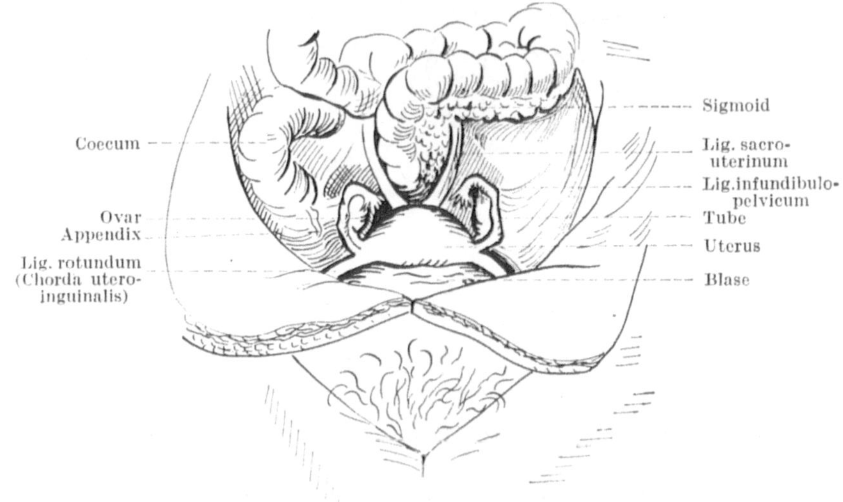

Abb. 13. Bauchsitus, Blick von oben auf Uterushinterwand.

liegt auf dem hinteren Blatt des Lig. latum (Plica lata) und kommt nur bei Betrachtung der Hinterfläche des Uterus zur Ansicht. Es liegt dem ampullären Tubenteil benachbart und ist mit ihm durch die am Bauchfell fixierte Fimbria ovarica verbunden. Nach dem Uterus zu setzt sich die Doppelung des Peritoneums im Lig. ovarii proprium (Chorda utero-ovarica) fort. Es verläuft nach dem Winkel, den Tube und Corpus uteri an der Uterushinterwand bilden. Tube und Ovar sind dadurch, daß sie nur an der Peritonealduplikatur befestigt sind, sehr beweglich, und ihre Lage und Stellung wird durch die Lage des Uterus und seiner Nachbarorgane wesentlich mitbestimmt.

5. Die Ovarien.

Die *Ovarien* sind solide, auf beiden Seiten abgeplattete Körper, die 2,5—5 cm lang, 1,5—3 cm breit und durchschnittlich 1 cm dick sind. Sie haben Form und Größe einer Mandel. Dem dem Eierstock unmittelbar benachbarten Teil des Lig. latum (Plica lata), auch Mesosalpinx genannt, liegt eine aus etwa 15 blind endigenden Kanälchen bestehende Anhäufung der Nebeneierstöcke oder Epoophoron an. Sind einige dieser Kanälchen abgesprengt, so können sie sich zu Hydatiden (MORGAGNIsche Hydatide)

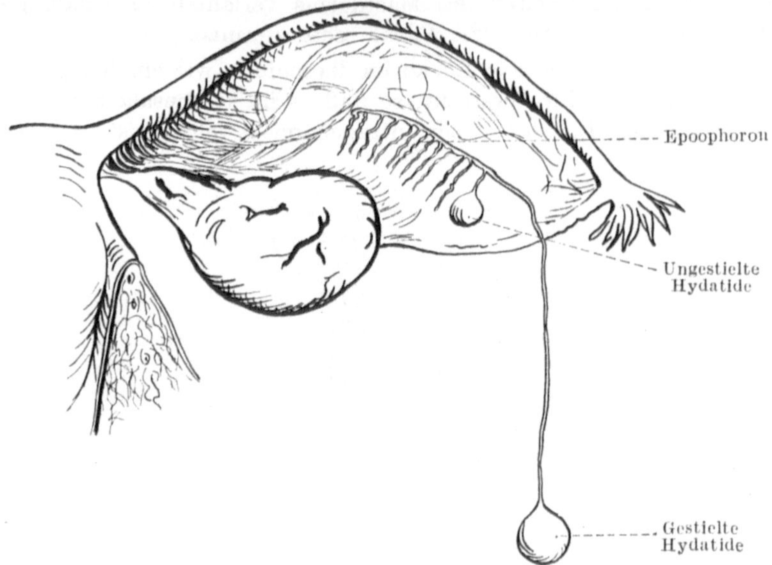

Abb. 14. Ovarium mit abortiven Anhängen, Epoophoron, gestielter und ungestielter Hydatide.

oder Appendices vesiculosae entwickeln, die gestielt und ungestielt vorkommen.

Das Paroophoron, das aus dem caudalen Urnierenanteil hervorgeht, erhält sich meistens nur bis in die ersten Lebensjahre. Es kann zu kleinen Cysten entarten.

Das Ovar besteht aus 2 Schichten, einer Rinden- und einer Markschicht. Die Rindenschicht umgibt zirkulär das ganze Organ und ist nur am Hilus durch die Markschicht unterbrochen. An dieser Stelle, an der die zentral gelegene Markschicht an dem hinteren Blatt des Lig. latum (Plica lata) fixiert ist, verlaufen die Blut- und Lymphgefäße.

Die Rindenschicht ist zu oberst bedeckt von dem Keimepithel, unter dem sich wieder dichte Bindegewebszellen, die Tunica albuginea, befinden. In einer lockeren Bindegewebsschicht der Rinde unterhalb der letztgenannten liegen die Primärfollikel eingebettet.

Die Rindenschicht ist von größerer funktioneller Bedeutung, denn sie ist die Trägerin der Follikel, die außerordentlich zahlreich angelegt sind, und deren Zahl auf 250000 in jedem Eierstock geschätzt wird. In jedem Ovar finden sich Primordialfollikel, reifende und bei der geschlechtsreifen Frau auch sprungreife (GRAAFsche) Follikel. Es kommen jedoch nicht alle Primordialfollikel sondern nur ein kleiner Teil von ihnen zur Ausreifung. Die Markschicht, reich an Blut- und Lymphgefäßen, trägt außerdem in ihrem lockeren Bindegewebe die Nerven des Eierstocks, die sympathische und parasympathische Geflechte bilden und längs der Arteria ovarica an das Ovar herantreten. Die Nervenendigungen und deren feinste Aufspaltungen sind bis in die Rindenschicht an den Follikeln und im Keimepithel nachzuweisen. Sympathische Ganglienzellen und chromaffine Zellen sind ebenfalls in der Marksubstanz enthalten.

C. Die Halte- und Stützapparate des Uterus.

1. Die Bänder des Uterus.

Die Bandapparate des Uterus bestehen aus Serosa, lockerem Bindegewebe und glatter Muskulatur. Alle diese Gewebe sind nicht in der Lage, einem längeren Zug zu widerstehen und überdehnen sich leicht. Das gilt insonderheit vom Peritoneum, das bei allen Hernien vorgestülpt wird und dann den Bruchsack bildet.

a) Ligamenta rotunda (Chordae utero-inguinales).

Die Ligg. rotunda verlaufen von der vorderen Uteruskante bogenförmig nach dem Tuberculum pubicum durch den Leistenkanal. Schon aus der bogenförmigen Verlaufsart ergibt sich, daß ihnen eine wesentliche Haltefähigkeit nicht zukommen kann. Es ist möglich, den Uterus nach allen Richtungen zu verziehen, ohne daß diese Bänder sich anspannen.

b) Ligamenta sacro-uterina.

Auch diese Bänder verlaufen bogenförmig. Sie spannen sich zwar an, wenn man den Uterus nach vorn oben zieht, aber, da sie ebenfalls aus Bindegewebe und glatter Muskulatur bestehen, sind sie bei einer Dauerbeanspruchung diesem Zug nicht gewachsen und würden ebenfalls überdehnt werden. Man hatte geglaubt, daß diese Bänder, die unterhalb des Corpus-Cervixwinkels ansetzen, durch Zug an der Portio, der mechanisch nach hinten wirksam wird, das Corpus uteri nach vorn bringen. Aber einerseits liegt der Drehpunkt des Uterus an der Portio, und andererseits greifen die Bänder so weit nach oben, daß sie auch oberhalb des Drehpunktes mechanisch wirksam werden müßten.

c) Ligamentum latum (Plica lata).

Die seitlichen Uteruskanten stehen durch das Lig. latum mit der seitlichen Wand des Beckenbauchfells in Verbindung. Es überzieht nach oben die Tuben. Bei voller Harnblase und aufgerichtetem Uterus ist das Band frontal eingestellt und bildet zusammen mit dem Uterus eine quere Scheidewand in dem Raum des Beckenbauchfells. Bei leerer Blase dagegen liegt es mehr horizontal.

Da es vornehmlich aus einer Bauchfellduplikatur besteht, kann ihm bei der Nachgiebigkeit der Serosa ebenfalls eine wesentliche Bedeutung nicht zukommen, und auch die glatten Muskelfasern, die zusammen

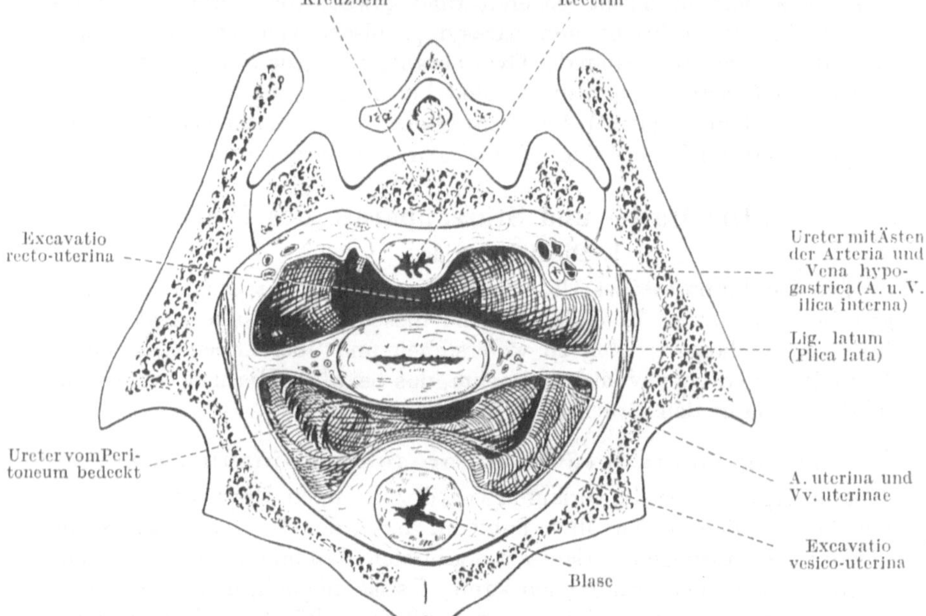

Abb. 15. Horizontalschnitt durch das weibliche Becken zur Darstellung der Abgrenzung zwischen parametranem und pelveo-peritonealem Raum. (Nach SELLHEIM.)

mit den Gefäßen dort hinziehen, sind nicht in der Lage dem intraabdominellen Druck längere Zeit zu widerstehen.

2. Das Beckenbindegewebe.

Die Cervix ist eingelassen in das Beckenbindegewebe, d. h. in den Raum, der unterhalb des Peritoneum oberhalb der Beckenbodenmuskulatur gelegen ist und der einheitlich nicht nur die Cervix uteri, sondern auch Blase und Mastdarm umgibt.

Dieser bindegewebige Raum, der allseitig nach der Bauchhöhle zu vom Beckenbauchfell überkleidet ist, umgreift sowohl das Rectum wie Cervix und Blase. Er wird als Parametrium bezeichnet. Entzündungen des Parametriums werden Parametritis genannt. Aus beigefügter Skizze ist erkenntlich, daß eitrige Einschmelzungen, auch wenn sie in der Nähe des Uterus liegen, in den bindegewebigen Maschen weiterwandern und eher in Blase und Rectum durchbrechen, als in den freien Bauchraum, der durch seinen Peritonealüberzug und dessen pezifische Abwehrkraft gegen Bakterien wesentlich besser geschützt ist. Betrachten wir einen Frontalschnitt durch das Becken, so zeigt sich die deutliche Einteilung in 3 Etagen, und zwar liegt zu oberst der Peritonealraum, darunter folgt der Raum des Beckenbindegewebes und schließlich der Raum des subcutanen Fettgewebes, auf den nach außen hin die oberflächlichen Muskeln folgen. Der schräg im Becken verlaufende M. levator ani grenzt die beiden letztgenannten Etagen gegeneinander ab.

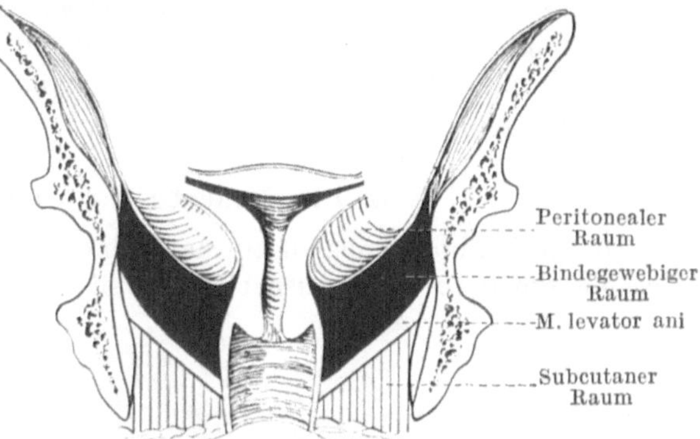

Abb. 16. Schematischer Frontalschnitt zur Darstellung der 3 übereinanderliegenden Räume. (Nach A. MARTIN.)

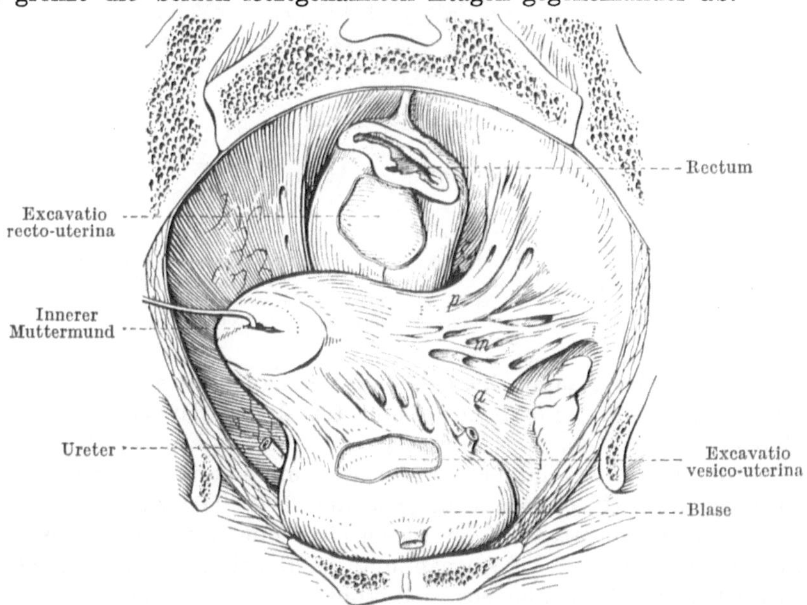

Abb. 17. Retinaculum uteri. Durch Zug an der Cervix spannen sich die 3 Schenkel des Retinaculum an. *a* Pars anterior retinaculi uteri; *m* Pars media retinaculi uteri; *p* Pars posterior retinaculi uteri. (Nach ED. MARTIN.)

Besonders wichtig im Beckenbindegewebe sind die Zonen, die von der Cervix zur seitlichen Beckenwand ziehen, die in der Nähe der

Beckenwand fächerförmig ausstrahlen und sich dort breit anheften. Durch diese bindegewebigen Verdichtungen wird die Cervix mit den beiden seitlichen Beckenwänden verbunden. Diesem Bindegewebe, das sich bereits bei leichtem Zug an der Portio anspannt, kommt wahrscheinlich eine größere Bedeutung zu als dem eigentlichen Bandapparat (Lig. cardinale).

3. Die Beckenbodenmuskulatur.

Die Beckenbodenmuskulatur hat sich erst durch den aufrechten Gang des Menschen so stark ausgebildet, weil auf ihr im Gegensatz zu den

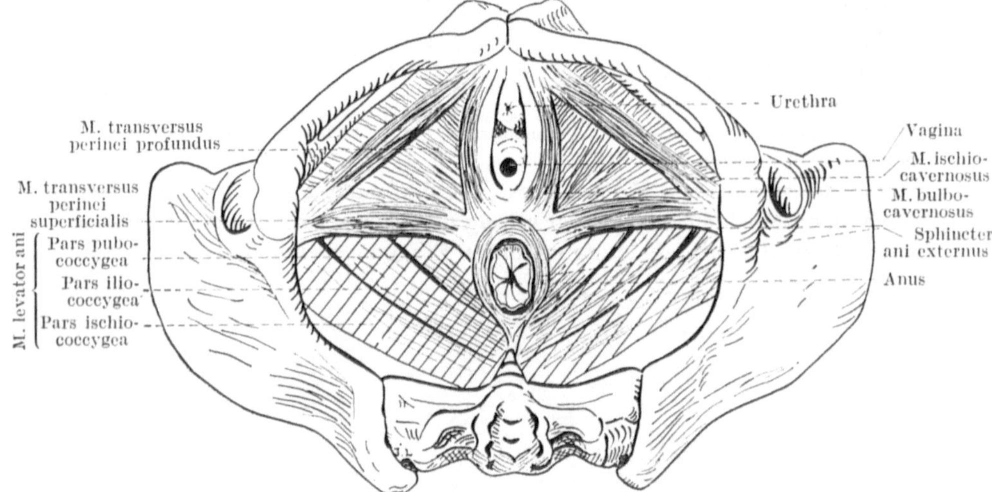

Abb. 18. Schematische Darstellung der Beckenbodenmuskulatur, Blick von unten. Oberflächlich gelegen: Diaphragma uro-genitale, zu dem die Mm. transversus perinei, ischio-cavernosus und bulbo-cavernosus gehören. Tiefer gelegen mit schrägem Faserverlauf: Diaphragma pelvis, aus der Pars pubo-, ilio- und ischio-coccygea des M. levator ani bestehend.

Quadrupeden der gesamte intraabdominelle Druck lastet. Diese starke Muskelgruppe stellt auch den Grund für die Verlängerung und die Schmerzhaftigkeit der Austreibungsperiode beim Menschen dar, durch die notwendige Überwindung der Muskelspannung und der Dehnung des Hiatus genitalis durch den vorangehenden Teil. Die Kontraktion der Beckenbodenmuskulatur erfolgt gleichzeitig mit der Kontraktion der Bauchmuskeln, so daß bei Anspannung der Bauchpresse gleichzeitig die Muskulatur des Beckenbodens sich kontrahiert, und somit eine Verengerung der Schamspalte eintritt.

Die Beckenbodenmuskulatur ist in 2 Etagen angeordnet; in die Muskelgruppe des oberflächlich gelegenen Diaphragma uro-genitale und des tiefer gelegenen Diaphragma pelvis.

Zu dem vorn gelegenen Diaphragma uro-genitale gehören die Mm. transversus perinei profundus und superficialis, die in querer Richtung verlaufen, und der schräg verlaufende M. ischio-cavernosus. Gleichzeitig wird die Scheide bogenförmig durch den M. bulbo-cavernosus umspannt. Das Diaphragma urogenitale wird in seinem hinteren Abschnitt von der Vagina durchsetzt. Das weiter hinten gelegene Diaphragma pelvis wird von dem M. levator ani gebildet, der aus 3 Teilen besteht: den Mm. pubo-, ilio- und ischiococcygei. Der vordere Teil, der M. pubo-coccygeus, wird klinisch allgemein als Levatorschenkel bezeichnet. Er wird unter der

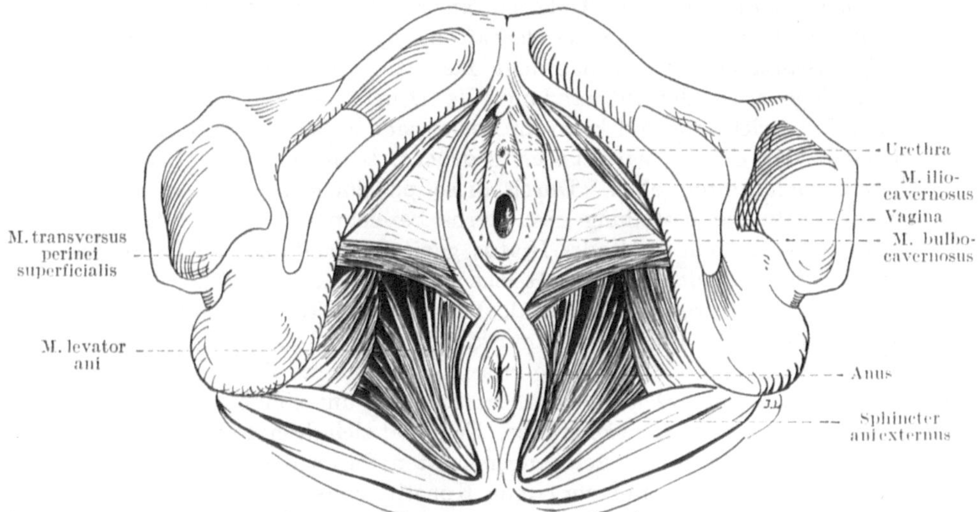

Abb. 19. Beckenbodenmuskulatur von unten gesehen.

Geburt am stärksten gedehnt und kann auch bei Spontangeburten, ohne daß es zu Verletzungen der Haut zu kommen braucht, einreißen. Eine exakte Naht nach der Geburt hat zuerst in der Tiefe die beiden Levatorenschenkel zu fassen, um so den Schlitz des Diaphragma pelvis wieder zu verengen.

Wir sehen also, daß der Beckenbodenmuskulatur die größte statische Bedeutung zukommt. Hierfür spricht 1. die starke Ausbildung der Beckenbodenmuskulatur beim Menschen, 2. die synchrone Innervation von Bauch- und Beckenbodenmuskulatur. Die beiden werden immer gleichzeitig innerviert. Bei Muskelzusammenziehungen, wie sie sowohl bei der Defäkation als auch bei den Preßwehen vorkommen, wird der Widerstand der Beckenbodenmuskulatur nur in innerviertem, d. h. also kontrahiertem Zustand überwunden.

Weiterhin spielt jedoch die Lage des Uterus, d. h. die Knickung zwischen Corpus und Cervix eine Rolle. Corpus und Cervix liegen nicht in einer Frontalebene, sondern sind im stumpfen Winkel abgeknickt, so daß der intraabdominelle Druck, der sich ja dauernd auf den Uterus auswirkt, nicht am Gesamtorgan in Richtung nach vorn unten wirksam werden kann. Der Grund für diese Anteversio-flexio ist nicht in der Funktion des Bandapparates (Ligg. rotunda, sacro-uterina, latum), sondern in dem Tonus des Gewebes und in entwicklungsgeschichtlichen Vorgängen zu suchen, denn die MÜLLERschen Gänge, aus deren Verschmelzung der Uterus sich entwickelt, verlaufen nach der Symphyse zu in einem offenen Bogen. Wie die Untersuchungen von R. SCHRÖDER gezeigt haben, ist der „Eingeweideblock als eine statische Einheit aufzufassen, da die einzelnen Teile eng aneinanderliegen und nicht nur in capillären Kohäsionen aneinanderhaften, sondern auch durch gegenseitige Stützung ihr Eigengewicht fast ganz aufheben". Durch die Normallage trifft der intraabdominelle Druck niemals den Uterus in seiner Längsrichtung und kann ihn nicht nach außen verdrängen. Wird vielmehr das Corpus nach unten gedrückt, so heben sich Portio und Cervix nach hinten oben. Durch diese physiologische Knickung, die wir als Anteflexionsstellung des Uterus bezeichnen, liegt das Gesamtorgan nicht in dem Spalt des Hiatus genitalis, wodurch bei funktionsfähigem Beckenboden, der den Hiatus genitalis einengt und die Wirkung der Bauchpresse bremst, ein Vorfall (Prolaps) des Uterus vermieden wird. Ist allerdings die Beckenbodenmuskulatur durch vorangegangene Geburten überdehnt oder gar eingerissen, und ist eine den anatomischen Verhältnissen entsprechende Nahtversorgung unterblieben, so ist die Gefahr des Vorfalls sehr viel größer. Er findet sich deshalb hauptsächlich bei Frauen, die mehrere Schwangerschaften durchgemacht haben, und kommt bei Nulliparen nur vor, wenn Konstitutionsanomalien vorhanden sind, die sich in einer allgemeinen Schlaffheit des Bindegewebes ausdrücken.

D. Gefäßversorgung des Genitale.

Das innere Genitale wird von 2 Gefäßen versorgt:

1. Der *Arteria uterina*, die aus der Arteria hypogastrica (A. ilica interna) kommt und ungefähr in Höhe des inneren Muttermundes an den Uterus herantritt. Vorher hat sie den Ureter überkreuzt. Sie gabelt sich am Uterus in einen absteigenden Ramus cervico-vaginalis und einen aufsteigenden uterinen Ast. Die Arterie ist an ihrer Einmündungsstelle stark geschlängelt. Der uterine Ast gibt einen Ramus tubarius (R. tubalis) ab, der die Tube versorgt und der durch Anastomosen mit Ästen, die aus der Arteria spermatica (A. ovarica) kommen, verbunden ist.

2. Der *Arteria spermatica*, die aus der Aorta, manchmal auch aus der Arteria renalis kommt. Sie tritt an den Eierstock durch das Lig. suspensorium ovarii heran und von dort durch das Mesovarium an den Hilus, um sich in der Markschicht zu verzweigen.

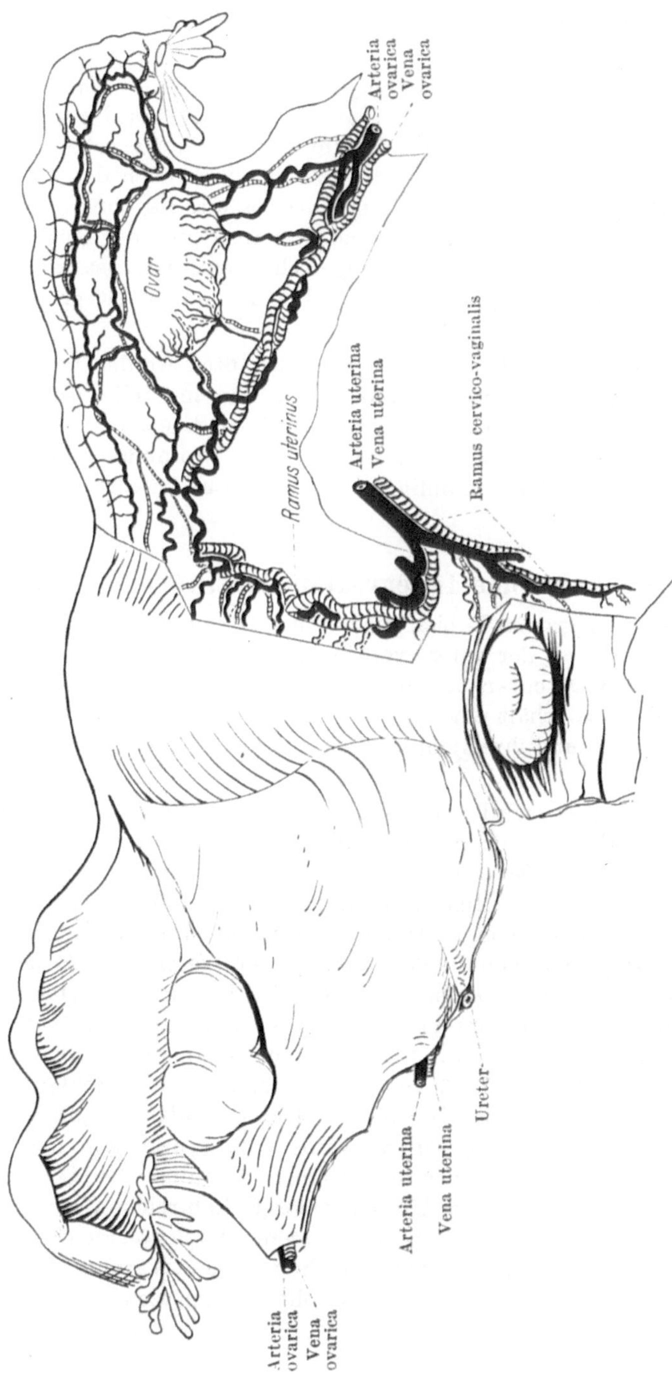

Abb. 20. Schematische Darstellung der Gefäßversorgung von Uterus und Adnexen. Blick auf Uterushinterwand. (Nach W. STOECKEL.)
■ Arterien, ||||| Venen.

Die Venen folgen dem Verlauf der Arterien. Die linke Vena uterina mündet in die linke Vena renalis, die rechte in die Vena cava inferior (Vena cava caudalis).

Sie sind in größeren Geflechten angeordnet. Klinisch wichtig sind der Plexus vaginalis, der sich neben dem Ramus vaginalis der Arteria uterina findet, der Plexus uterinus, der im Beckenbindegewebe neben dem Hauptast der Arteria uterina liegt und schließlich noch der Plexus pampiniformis, der neben der Arteria spermatica interna oder ovarica gelegen ist. Die Venen, die klappenlos sind und aus denen der Rückfluß des Blutes besonders während der Schwangerschaft erschwert ist, können sich varikös umbilden, und Einrisse dieser Plexus können zu profusen Blutungen Anlaß geben.

Das äußere Genitale und der untere Scheidenanteil werden versorgt durch die Arteria pudenda interna vom Damm her und teilweise auch aus den Arteriae pudendae externae. Die Arteria pudenda interna gibt an jedes Crus clitoridis einen Ast ab, Arteria profunda clitoridis. Die Glans clitoridis wird selbständig von der Arteria dorsalis clitoridis versorgt.

E. Die autonome Innervation des Uterus.

Der obere Teil der großen Labien wird vom N. ilio-inguinalis aus dem Plexus lumbalis versorgt, der untere vom N. pudendus internus und vom Ramus perinealis des N. cutaneus femoris posterior (N. cutaneus femoris dorsalis). Die Klitoris erhält einen besonderen Ramus dorsalis clitoridis aus dem N. pudendus und ihre sympathische Versorgung aus dem Plexus hypogastricus.

Das innere Genitale wird nur durch autonome Nerven versorgt, sympathisch von Fasern, die aus dem Ganglion coeliacum kommen, parasympathisch durch Fasern, die im N. pelvicus verlaufend vom autonomen Sacralsystem sich ableiten. Sympathische und parasympathische Fasern vereinigen sich in dem in Höhe des inneren Muttermundes gelegenen FRANKENHÄUSERschen Plexus (Plexus utero-vaginalis). Er enthält sympathische Fasern, die zu beiden Seiten des Mastdarms verlaufen, Plexus hypogastricus, und parasympathische Fasern aus dem 3. und 4. Sacralnerv. Vom Mastdarm aus treten einige Fasern unmittelbar an den Uterus heran, ohne den Plexus utero-vaginalis zu durchlaufen, andere vom Plexus vesicalis der Harnblase. Die Muskulatur kann vom Nervensystem aus erregt und gehemmt werden, ohne daß man jedoch genau wüßte, wie die Nervenbahnen im einzelnen verlaufen. Die Scheide wird von denselben Nerven wie der Uterus versorgt. Zahlreiche Ganglienzellen sind in das perivaginale Gewebe eingelassen. Die Schmerzempfindlichkeit ist gering, ebenso die Empfindlichkeit gegen Wärme. Heiße Spülungen werden von der Scheide selbst ohne Schmerzen vertragen.

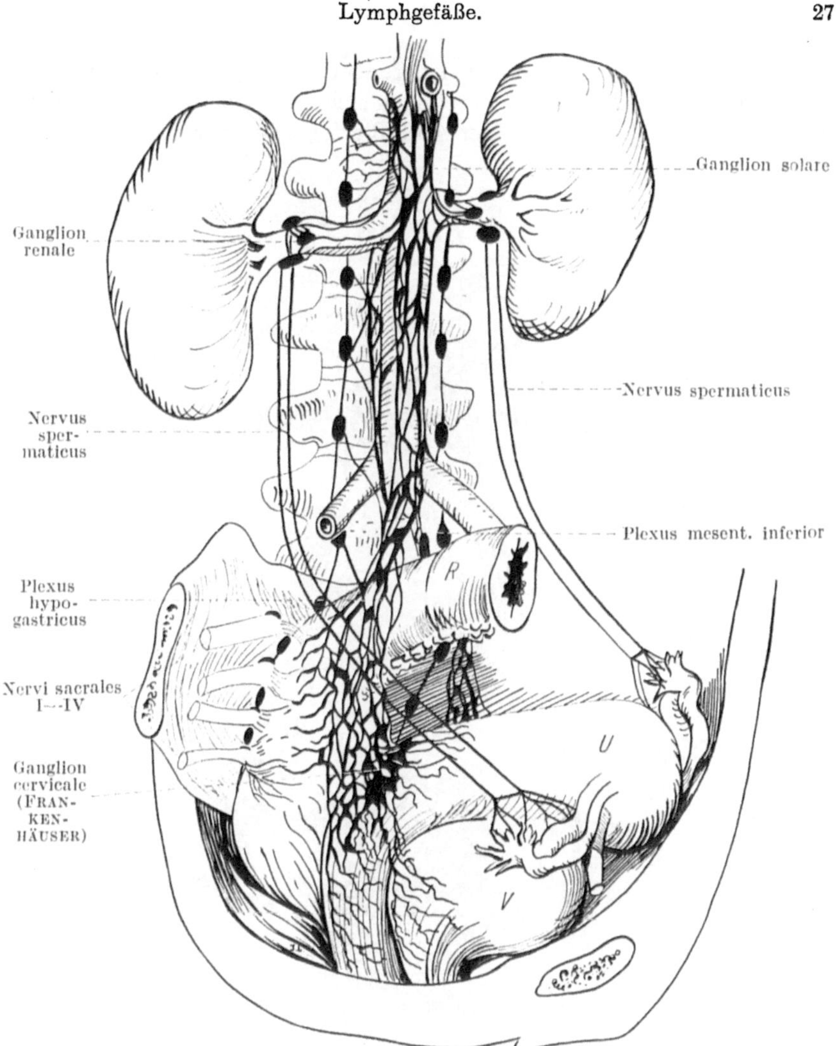

Abb. 21. Schematische Darstellung der autonomen Versorgung der Organe des kleinen Beckens. (Nach FRANKENHÄUSER-BUMM.)

F. Lymphgefäße.

Die Lymphgefäße des äußeren Genitale sind zahlreich. Sie führen alle zu den Glandulae inguinales superficiales, die in der Leistenbeuge gelegen sind, und umziehen auch die Wand der Scheide mit einem feinen Netz. Der obere und untere Teil haben verschiedene Lymphversorgung.

Der Abfluß aus dem oberen Teil erfolgt zu den längs der Arteriae hypogastricae (Aa. ilicae internae) gelegenen Lymphknoten. Aus dem unteren Teil erfolgt der Abfluß zum Mastdarm und dem äußeren Genitale, von dort wieder zu den in der Leistenbeuge gelegenen Lymphdrüsen. Die Lymphgefäße des Uterus vereinigen sich zum größten Teil mit denen der Ovarien und der Tuben. Der Abfluß erfolgt zumeist zu den Lympho-

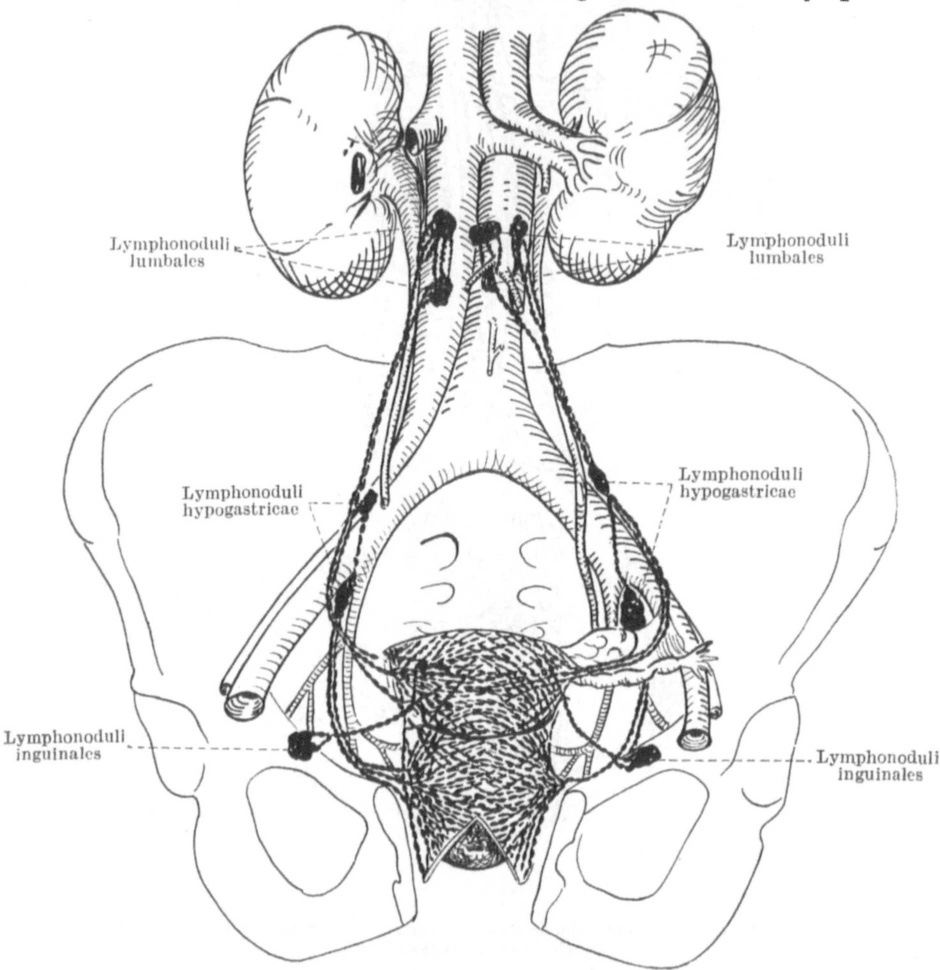

Abb. 22. Schema der Lymphversorgung und der regionären Lymphdrüsen des Uterus, der Ovarien und der Tuben. (Nach KELLY.)

glandulae lumbales (Lymphonoduli lumbales), die vor und neben der Bauchaorta gelegen sind. Eine weitere Lymphverbindung besteht durch das Lig. rotundum (Chorda utero-ovarica) zu den Lymphknoten der Leistengegend. Die Cervix hat ihren eigenen Lymphabfluß, der sich in einen Lymphknoten nahe der Teilungsstelle der Arteria iliaca communis ergießt.

II. Der normale Menstruationszyklus und die Hormone des Ovars und Hypophysenvorderlappens.

A. Die zyklischen Veränderungen der Uterusschleimhaut.

In den Kinderjahren ist die Uterusschleimhaut flach und zeigt nur wenig Drüsenschläuche. Zur Zeit der Pubertät wächst sie zu einer mächtigen Gewebsschicht heran, die, solange die Geschlechtsreife des Weibes dauert, in ständigem Auf- und Abbau begriffen ist, und die als Gradmesser der normalen oder gestörten Geschlechtsfunktion betrachtet werden kann. Wir unterscheiden 2 Schichten, von denen die der Muskelwand direkt aufsitzende als *Basalis*, die stets sich erneuernde oberflächliche Schicht als *Funktionalis* bezeichnet wird. In der Uterusschleimhaut spielen sich zyklische Veränderungen ab, die hauptsächlich darin bestehen, daß die oberflächliche Schicht mächtig wächst und in diesem Schleimhautanteil besondere biologische Vorgänge einsetzen, die bei Nichteintreten einer Schwangerschaft jäh aufhören. Die proliferierte Schicht stößt sich ab, aus den bei der Abstoßung eröffneten Gefäßen beginnt es zu bluten. Die tiefer gelegene Grundschicht bleibt erhalten und bildet die Muttersubstanz, aus der die oberflächliche Schicht sich stets regeneriert.

Basalis und Uterusmuskulatur sind nicht scharf gegeneinander abgesetzt, sondern man findet Schleimhautanteile auch in den oberflächlichsten Muskelschichten. Ebenso unscharf ist die Grenze gegenüber der Funktionalis. Die Dicke der Basalis beträgt 0,5 mm. Die Basalisschicht ist dichter als die Funktionalis, Spindelzellen liegen eng nebeneinander und in dem bindegewebigen Anteil findet sich ein reich verzweigtes Gitterfaserwerk. Weiterhin verlaufen in ihr kleine arterielle Gefäße. In dem Bindegewebe der Basalis liegen Drüsen, ganz unregelmäßig angeordnet, mit engen Schläuchen, ausgekleidet mit einschichtigem, mittelhohem Zylinderepithel, das eine palisadenartige Anordnung zeigt. Diese Schicht stellt, wie bereits erwähnt, die Muttersubstanz der Funktionalis dar. Der Anlaß für den Auf- und Abbau der Schleimhaut wird durch hormonale Reize gegeben. Die Zweiteilung in Basalis- und Funktionalisschicht findet sich bereits bei neugeborenen Mädchen und bildet sich nach der Geburt wieder zurück. Die oberflächliche Schleimhautschicht wird in den ersten Lebenstagen manchmal unter gleichzeitiger Blutung abgestoßen. Diese proliferierte Schleimhaut des Uterus ist während des intrauterinen Wachstums entstanden und stellt die biologische Reaktion des Feten auf die im Blut der Mutter kreisenden Hormone dar. Sind die Hormone ausgeschieden, so bildet sich nach Abstoßung der proliferierten Funktionalis keine neue mehr, sondern es kommt erst wieder zu einer Neubildung zur Zeit der Pubertät, wenn die Ovarien unter Einwirkung des Hypophysenvorderlappens zu funktionieren beginnen.

Bei Schilderung der menstruellen Umwandlung der Uterusschleimhaut hat es sich als zweckmäßig erwiesen, an dem Tag zu beginnen, an dem die Menstruationswunde der Uterusschleimhaut wieder völlig epithelialisiert ist. Das ist am 5. Tag des mensuellen Zyklus, der bereits mit Eintritt der Blutung beginnt, geschehen.

Der Basalschicht sitzt jetzt eine dünne Gewebsschicht auf, in der Drüsenschläuche mit engen Lumina fast geradlinig verlaufen. Die Drüsenlumina sind in den meisten Fällen leer. Bis zum 9. Tag des Zyklus ist die Funktionalis bereits bis zu 2 mm dick geworden, die Drüsenschläuche zeigen noch denselben Verlauf. In den Epithelzellen findet man aber bereits häufiger Mitosen. Deutlich sind die Unterschiede im Stroma, das aufgelockert ist, und neben reinen Spindelzellen liegen jetzt Zellen, die sternförmig sind. Vom 10.—14. Tag, einer Zeit, in der die Funktionalis weiter an Dicke zugenommen hat, verlaufen die Drüsen nun nicht mehr gerade, sondern beginnen

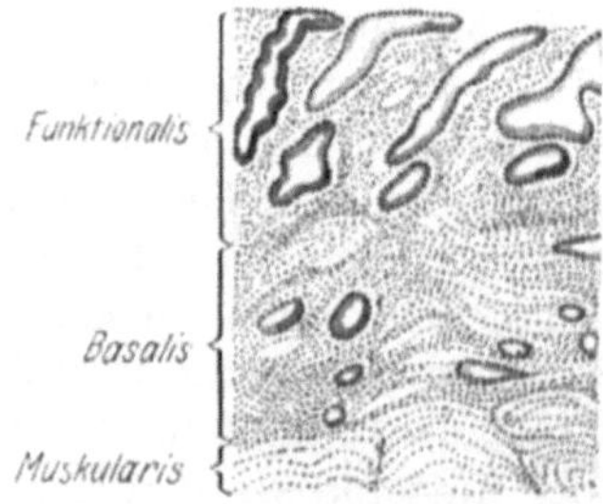

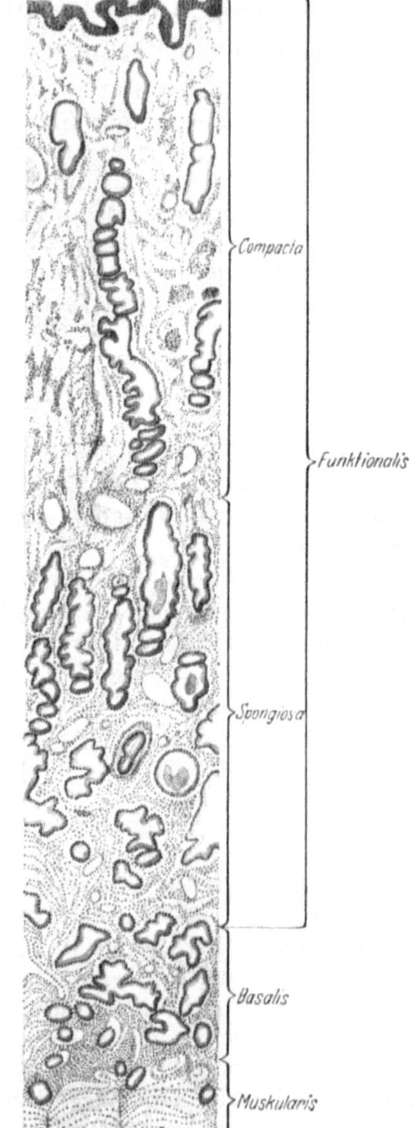

a b

Abb. 23a und b. Aufbau der Uterusschleimhaut, schematisch. a kurz nach der Menstruation; b kurz vor der Menstruation.

sich zu schlängeln. Die Epithelien sind größer geworden. Mitosen in den Epithelzellen der Drüsenschläuche werden seltener. Im Lumen der Drüsen findet sich bröckeliger Inhalt. Die Zellen des Bindegewebes zeigen kaum Protoplasma, ihre Kerne nehmen fast die gesamte Zelle ein.

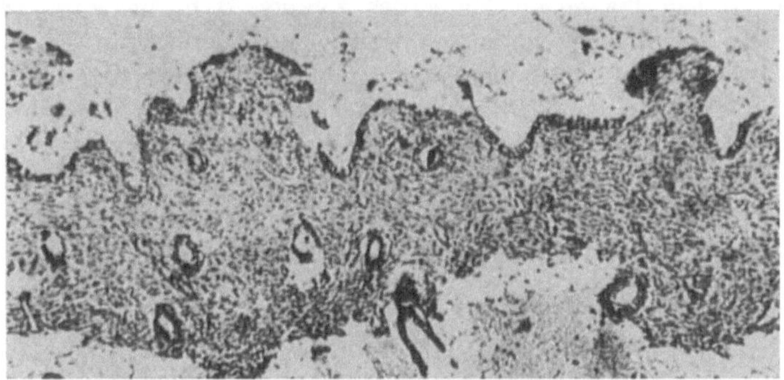

Abb. 24. Proliferationsphase, etwa 5. Tag (Curettage).

Vom 15.—20. Tag wird die Schlängelung der Drüsenschläuche deutlicher, sie sind korkzieherartig, ihr Lumen ist angefüllt mit Eiweiß-

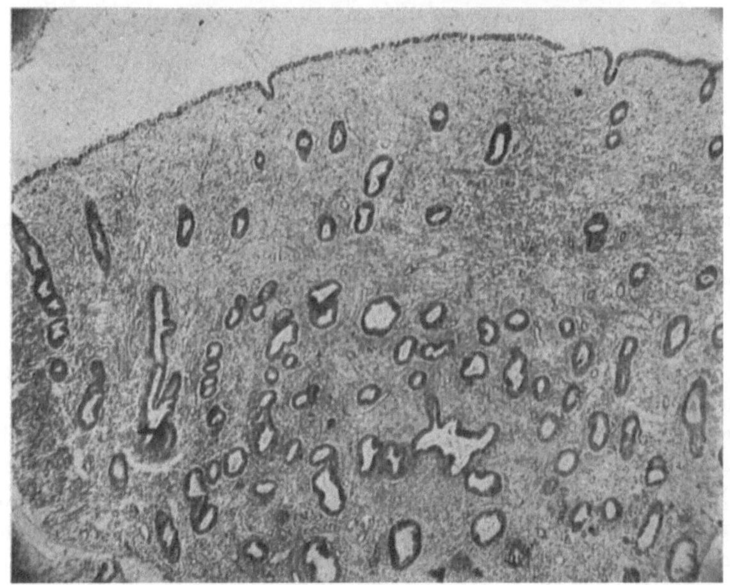

Abb. 25. Höhepunkt der Proliferationsphase, etwa 12.—14. Tag. Beginnende Schlängelung der Drüsen (Curettage).

stoffen und Glykogen. Die Kerne der Epithelien, die zuerst basal gesessen haben, verschieben sich mehr nach dem Lumen zu, und in der Zelle läßt sich außer Glykogen auch Fett nachweisen. Die Auflockerung des Stromas ist ebenfalls weiter fortgeschritten. In den oberflächlichen

Teilen des Bindegewebes findet sich eine Vergrößerung der Zellen und auch eine Zellvermehrung.

Vom 21. Tag bis gegen Ende des Zyklus, d. h. bis zum 28. Tag, nehmen die Zeichen der Sekretion weiter zu. Die Drüsen zeigen jetzt durch Sprossung der Epithelien sägeförmige Konturen. Auf dem Höhepunkt der sekretorischen Phase hat sich auch das Stroma verändert. Unter der Oberfläche findet sich eine kompakte Schicht von großen

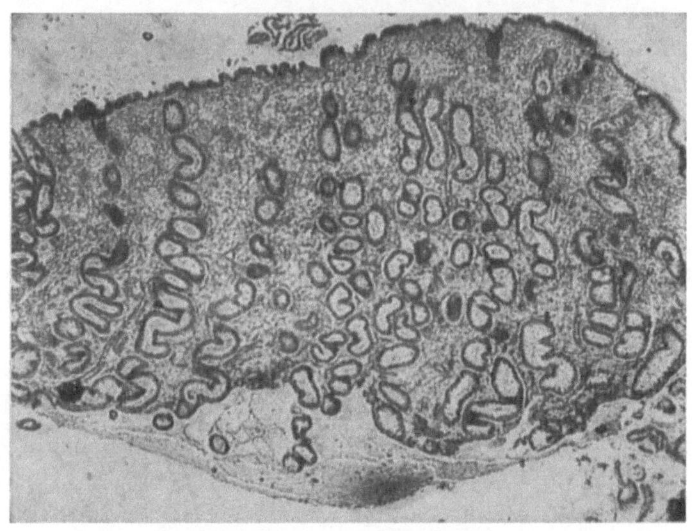

Abb. 26. Beginn der Sekretionsphase, etwa 16. Tag. Deutliche Schlängelung (Curettage).

runden Zellen. Die Dreischichtung der Schleimhaut ist jetzt besonders deutlich, sie besteht:

1. aus der Basalis, 2. aus der durch Drüsenreichtum besonders stark aufgelockerten Spongiosa, 3. aus der oberflächlichsten, darüberliegenden Compacta (s. Abb. 23 b).

Durch die histologischen Veränderungen ist die Schleimhaut zur Aufnahme des Eies bereit. Sie hat eine Dicke von 4—5 mm erreicht.

Bleibt nun die Befruchtung aus, dann sind auch die Vorbereitungen, die zur Bildung des Eibettes geführt haben, nutzlos gewesen, und die gesamte Funktionalis stößt sich unter Sequestration und Desquamation ab. Die Gefäße sind strotzend gefüllt. In der Schleimhaut finden sich Leukocyten. Innerhalb weniger Stunden kommt es zu Blutungen in das Gewebe, die den Zerfall einleiten. Die Zellen der Drüsenepithelien werden in die Drüsenlumina ausgestoßen. Die Schleimhaut stößt sich in der untersten Spongiosaschicht ab, wobei es durch gleichzeitige Gefäßeröffnung zur Blutung kommt. Am 2. Tag der Menstruation ist die Schleimhaut des Cavum uteri eine einzige blutende Wundfläche. Die letzten Reste der Funktionalis, die an der Basalisschicht haften, stoßen sich ebenfalls ab, die Wunde beginnt sich zu reinigen. Die eröffneten Gefäße werden durch Kontraktion der Muskulatur komprimiert. Die Blutung steht. Bereits am 3. Tag wird die jetzt gereinigte Wunde von

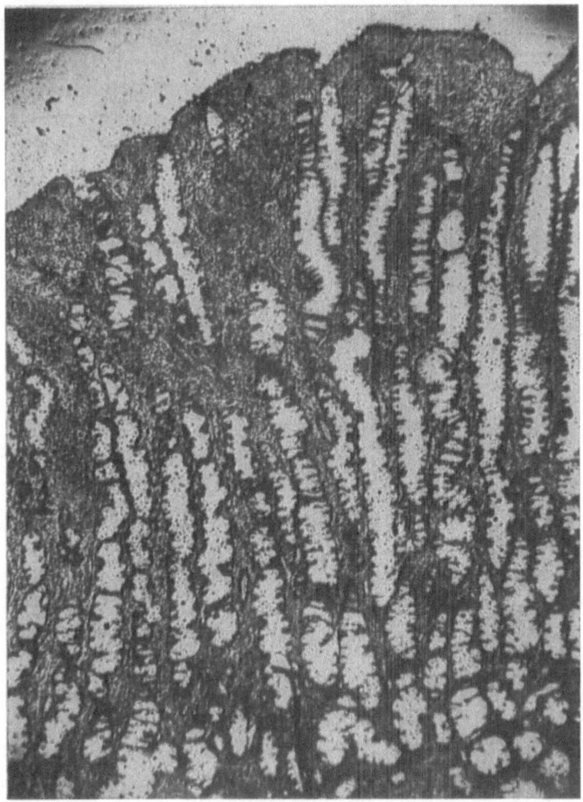

Abb. 27. Höhepunkt der Sekretionsphase, etwa 27. Tag (Curettage).

den Drüsen der Basalis aus epithelialisiert. Schleimhautdefekte lassen sich am 4. Tag bereits nicht mehr nachweisen, und der Aufbau der Schleimhaut, d. h. ein neuer Zyklus beginnt.

Zusammenfassend unterscheiden wir also:

1. die Proliferationsphase, die vom 5.—14. Tag dauert,

2. die Sekretionsphase vom 15.—28. Tag,

3. die Desquamation, die am 28. Tag beginnt und am 2. Tag ihr Ende findet,

4. die Regeneration, die den 3. und 4. Tag des Zyklus ausmacht.

B. Zyklische Veränderungen im Ovar.

1. Wachstum der Follikel und Follikelsprung.

Die zahlreichen Primordialfollikel, die sich bereits im Ovar des neugeborenen Mädchens finden, reifen nur zum geringsten Teil aus, und nur in den wenigsten Follikeln bildet sich ein befruchtungsfähiges Ei.

Nach Eintritt der Pubertät machen die zum GRAAFschen Follikel heranreifenden Primordialfollikel eine Wanderung von der Rindenschicht, wo sie zuerst liegen, nach der Markschicht und wieder zur Rinde zurück durch. Dabei wird die Eianlage weitgehendst entwickelt. Das Follikelepithel vermehrt sich und bildet um das Ei eine mehrfache Schicht

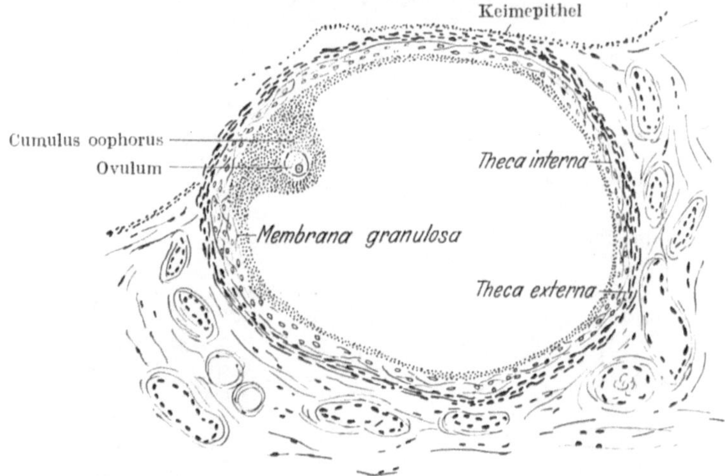

Abb. 28. Schematische Darstellung des GRAAFschen Follikels.

(Membrana granulosa). Die äußere Follikelbegrenzung, die Theca folliculi, differenziert sich in eine innere gefäßreiche und eine äußere Schicht. Durch Transsudation aus den Thecagefäßen kommt es zur Bildung des Liquor folliculi. Umspült von diesem Liquor liegt in einer Anhäufung von Follikelepithelzellen das Ei. Unter erheblicher Flüssigkeitsvermehrung erreicht der Follikel schließlich einen Durchmesser bis zu 15 mm, und so ist aus dem reifenden Follikel ein sprungreifer (GRAAFscher Follikel) geworden.

Der GRAAFsche Follikel besteht:

1. aus einer bindegewebigen Hülle (Theca folliculi), in der 2 Schichten sich unterscheiden lassen:
   a) eine faserige Theca externa,
   b) eine aus mehr runden Zellen bestehende und blutgefäßreichere Theca interna;
2. aus dem mehrschichtigen Granulosaepithel,
3. aus dem bis zu 20 Zellschichten dicken Cumulus oophorus mit der Eizelle und
4. aus dem Liquor folliculi.

Die Eizelle ist damit reif und befruchtungsfähig. Mit zunehmendem Innendruck des Follikels reißt die gefäßlose Kuppe schließlich ein, der Follikel springt, und aus dieser Öffnung kommt es zum Abfluß des Liquor. Hierbei fallen die vorher stark gedehnten Wandungen des Follikels zusammen, und seine Wand legt sich in Falten.

Im Ovar reifen stets mehrere Follikel heran. Die Wachstumsvorgänge in *einem* Follikel sind jedoch stärker, und in dem Moment, in dem der am weitesten ausgereifte Follikel springt, hört schlagartig das Wachstum der anderen auf. Der Follikel springt, wie klinische Beobachtungen gezeigt haben, etwa am 14.—16. Tag des Zyklus, so daß wir diese Tage als Ovulationstermin angeben können. Bei manchen Frauen treten zu dieser Zeit Schmerzen im Unterleib auf, die seitlich verschieden, rechts und links, angegeben werden. Dieser sog. Mittelschmerz ist höchstwahrscheinlich durch die Ovulation, d. h. durch den Follikelsprung selbst bedingt.

Das Ei mit den ihm anhaftenden Granulosazellen, der sog. Corona radiata, gelangt nach außen und wird von der Tube aufgenommen. Der gesprungene Follikel wandelt sich jetzt völlig um und wird zu einer neuen endokrinen Drüse, die hauptsächlich aus der Membrana granulosa aufgebaut ist und als Corpus luteum oder Gelbkörper bezeichnet wird.

2. Das Corpus luteum.

Die Membrana granulosa legt sich zusammen mit der Wand des Follikels in Falten, ebenso die Theca interna. In die Höhle selbst fließt durch Anreißen von Gefäßen Blut, das Fibrin ausscheidet, wodurch der Hohlraum ausgefüllt und auch das Loch, durch das das Ei ausgetreten war, verschlossen wird. Die Proliferation der Granulosazellen, die bereits im reifenden Follikel begonnen hatte, nimmt stark zu. Außerdem werden die Zellen größer und schichten sich radiär (Luteinzellen). Die Theca interna-Zellen bilden sich im Gegensatz zu den Granulosazellen zurück. Die Fältelung der Membrana granulosa wird stärker, so daß die Falten dicht aneinanderrücken, und 3 Tage nach dem Follikelsprung kommt es zu einer starken Vascularisierung der Luteinzellenschicht. Diese wird ausschließlich von der Membrana granulosa gebildet. Von der Theca interna dringen kleinste Capillaren in diese Schicht ein, und so kommt es zur Ausbildung einer klassischen, innersekretorischen Drüse (Corpus luteum, Granulosadrüse oder Gelbkörper).

Die Durchschnittsgröße der fertig entwickelten Drüse ist gut haselnußgroß. Dadurch wird die Oberfläche des Ovars knotig vorgewölbt. Dieses Blütestadium dauert durchschnittlich 12 Tage, und es zeigen sich, falls das Ei nicht befruchtet wird, bald Rückbildungserscheinungen, die mit Verfettung einhergehen. Die Rückbildungsvorgänge setzen bereits am 25.—26. Tag des Zyklus ein. Innerhalb von 14 Tagen verkleinert sich der Gelbkörper auf Erbsengröße und ist nach weiteren 3—4 Wochen

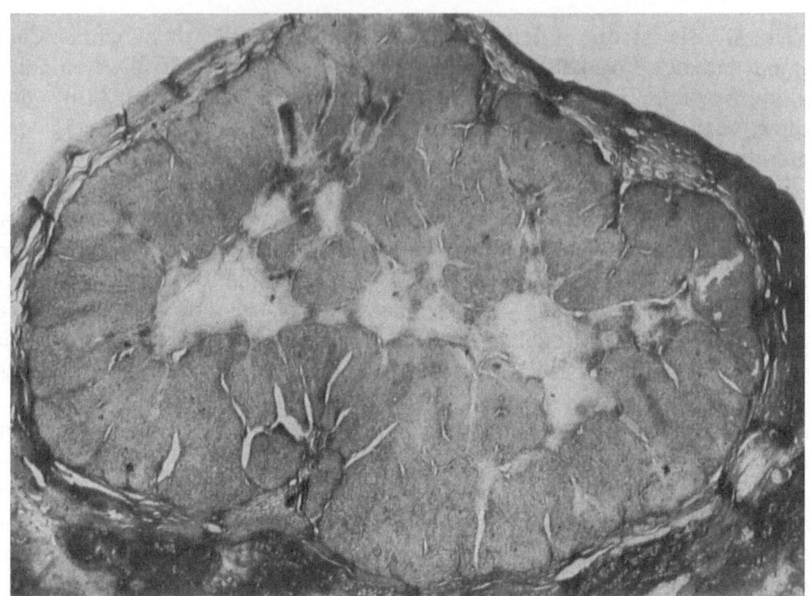

Abb. 29. Corpus luteum in Blüte.

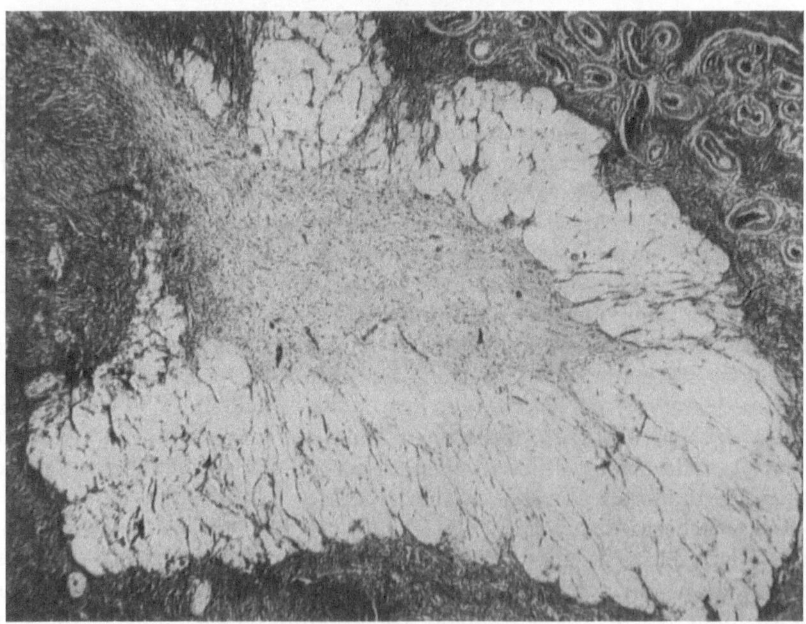

Abb. 30. Corpus albicans, 4 Wochen alt.

nur noch mikroskopisch nachzuweisen. Zu Beginn der Rückbildung treten Vakuolen in den kleiner gewordenen Granulosazellen auf. Der

Fibrinpfropf wird durch einwachsendes Bindegewebe organisiert. Die Innenwand der Granulosaschicht degeneriert hyalin. Sämtliche Zellen epithelialer Herkunft verschwinden, es bleibt nur ein hyaliner Körper übrig, in dessen Zentrum sich ausschließlich Bindegewebe findet (Corpus albicans).

3. Die Abhängigkeit der zyklischen Umwandlung der Uterusschleimhaut vom Ovar.

Wie die Untersuchungen von ROBERT SCHRÖDER u. a. ergeben haben, bestehen enge Beziehungen zwischen den zyklischen Vorgängen im Ovar und dem Wachstum der Uterusschleimhaut. Ein Wachstum der Uterusschleimhaut, ihre Abstoßung während der Menstruation ist überhaupt

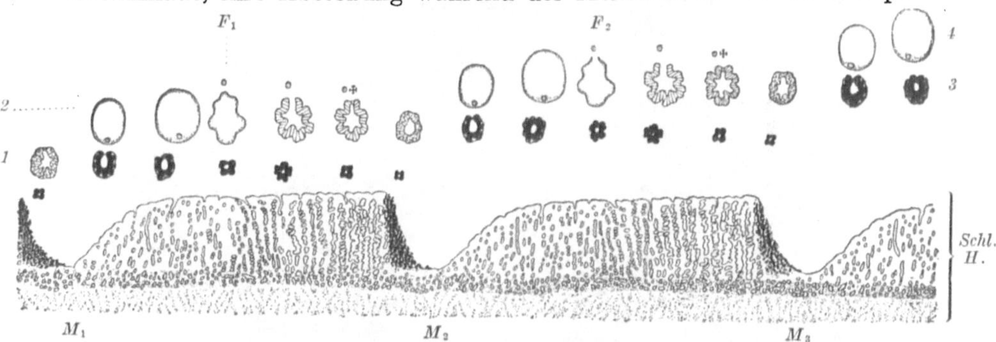

Abb. 31. Schema des normalen mensuellen Zyklus. Die zyklischen Veränderungen von Uterusschleimhaut, Follikel und Corpus luteum in ihrem zeitlichen Zusammenhang. Bei M_1, M_2 und M_3 Menstruation im Abstand von 28 Tagen. *Schl.H.* das Verhalten der Uterusschleimhaut. Bei F_1 und F_2 „Follikelsprung" der Follikel *2* bzw. *3*. Bei † stirbt jeweils ein unbefruchtet gebliebenes Ei ab. Die Zeile *1* zeigt die Rückbildung des gelben Körpers aus der Periode von M_1. Die Zeile *2* die Entwicklung des Follikels und seine Umwandlung in den gelben Körper nach dem Follikelsprung (bei F_1) in der Periode M_1—M_2 usw. (Nach R. SCHRÖDER.)

nur möglich, wenn ein funktionierendes Ovar vorhanden ist. Die zeitlichen Beziehungen und die Abhängigkeit der verschiedenen Funktionsphasen der Uterusschleimhaut vom Ovar sind durch die genannten Untersuchungen noch weiter geklärt worden.

a) Die postmenstruelle Proliferation unter gleichzeitiger Regeneration aus der Basalisschicht ist nur dann möglich, wenn im Ovar ein wachsender Follikel vorhanden ist.

b) Die proliferierte Schleimhaut wird nur dann in die Sekretionsphase übergeführt, wenn es nach dem Follikelsprung zur Bildung eines Gelbkörpers kommt. Der Grad der Sekretionsphase ist abhängig von der Intensität der Gelbkörperblüte.

c) Die beginnende Nekrose der Funktionalis, die uns als Menstruation imponiert, wird eingeleitet durch die Rückbildungsvorgänge im Gelbkörper, die zur Zeit der Menstruation deutlich nachweisbar sind. Die Rückbildung des Gelbkörpers ist die Folge des Eitodes beim Ausbleiben der Befruchtung (Primat der Eizelle).

C. Die Bedeutung der Ovarialhormone für den zyklischen Aufbau der Uterusschleimhaut.

1. Follikelhormon.

Auf Grund der Übereinstimmung der Befunde an Uterusschleimhaut und Ovar mußte man annehmen, daß das Ovar über Hormone verfügt, die an der Uterusschleimhaut wirksam werden. Es konnte im Tierversuch gezeigt werden, daß durch Transplantation von Gewebsstücken aus dem Ovar, die auf kastrierte Mäuse implantiert wurden,

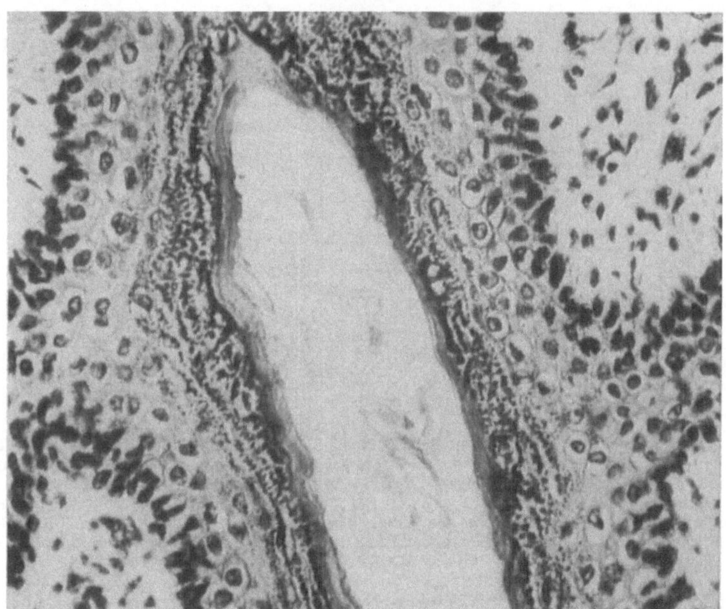

Abb. 32. Schollenstadium (Brunst) nach Follikelhormonbehandlung bei einer kastrierten Maus. Querschnitt durch die Scheide.

deutliche Effekte am Genitale der Maus zu erzielen waren. So konnten durch Transplantation von Ovarialgewebe Veränderungen am Genitaltrakt der kastrierten Maus hervorgerufen werden, während durch Transplantationen anderer Organe diese Wirkung nicht zu erreichen war. Diese Effekte traten ein nach Transplantation von Ovarialgewebe, das Follikel enthielt und auch nach Überpflanzung von Corpus luteum-Gewebe. Das Hormon, das bei der kastrierten Maus zur Geschlechtsreife (Brunst) führt, konnte nicht nur nachgewiesen werden im Follikel selbst, sondern auch im Blut und Harn. Vermehrt fand es sich im Urin von schwangeren Frauen, und es zeigte sich, daß auch die Placenta große Mengen liefert. Das Follikelhormon findet sich aber nicht nur im tierischen Organismus, sondern es ließ sich auch in Pflanzen und im Torf nachweisen. Der Gehalt des Blutes an Follikelhormon ist nicht während des ganzen Zyklus gleich, sondern die Konzentration im Blut schwankt. Und zwar ist der Hormonspiegel vom 24.—26. Tag des Zyklus am höchsten und im Postmenstruum am niedrigsten. Aus diesen Feststellungen ergibt sich, daß bei der nichtschwangeren Frau die Hormonproduktion vom Follikel abhängig ist, und daß die Mengen des vom Follikel produzierten Hormons in den einzelnen Zyklusphasen schwanken.

Tierversuche zeigten ferner, daß das Follikelhormon nicht nur auf die Uterusschleimhaut wirkt, sondern auf den gesamten Genitalapparat. Bei kastrierten Tieren bilden sich die Uterushörner und die Scheide zurück. Sie erreichen aber wieder ihre normale Größe nach Gaben von Follikelhormon. Die Versuche fielen bei alten, nicht mehr in der Geschlechtsreife befindlichen Tieren ebenfalls positiv aus, und bei jungen, infantilen Tieren konnte durch Hormongaben eine vorzeitige Brunst erzeugt werden.

Es kann demnach als erwiesen gelten, daß die Erfolgsorgane des Follikelhormons Tube, Uterus und Scheide sind. Und zwar erstreckt sich diese Wirkung sowohl auf die Schleimhaut als auch auf die Muskulatur des Uterus. Die Ovarien selbst werden durch dieses Hormon nicht beeinflußt.

Die künstliche Zufuhr von Follikelhormon bewirkt auch beim Weibe, dem beide Eierstöcke operativ entfernt werden mußten, die Umwandlung der ruhenden Basalisschicht in eine echte Proliferationsphase der neu gebildeten Funktionalis. Es ergab sich auch, abgesehen von der Wirkung auf die Schleimhaut, eine deutliche Wirkung auf die Muskulatur, so daß heute feststeht, daß *das Follikelhormon sowohl die Uterusmuskulatur zum Wachstum, als auch die Uterusschleimhaut zur Proliferation bringt.* Weiterhin konnte gezeigt werden, daß das Follikelhormon einen deutlichen Reiz auf das Drüsenparenchym der Brust ausübt; es war sogar bei männlichen Versuchstieren möglich, das Brustdrüsenwachstum stark anzuregen.

2. Corpus luteum-Hormon.

Während man früher angenommen hat, daß das Ovar nur *ein* Hormon produziert, war, schon bevor dies experimentell bewiesen wurde, die Behauptung aufgestellt worden, daß der Gelbkörper der Produzent eines besonderen Hormons sein müßte, das die Ovulation hemmt und eine jungen Schwangerschaft vor dem Zugrundegehen schützt. Es gelang später das Corpus luteum-Hormon zu extrahieren, und es konnte gezeigt werden, daß es imstande ist, die vorher durch Follikelhormon zur Proliferation gebrachte Uterusschleimhaut in die Sekretionsphase überzuführen. Zuerst wurde es im Corpus luteum nachgewiesen, später aber auch in der Placenta gefunden.

Weiter konnte gezeigt werden, daß das Hormon in genügend großen Mengen zugeführt, nicht nur im Tierversuch, sondern auch beim Menschen *die Proliferationsphase der Uterusschleimhaut in die Sekretionsphase überführt, und daß es nicht nur die Schwangerschaft auf diese Art und Weise vorbereitet, sondern auch imstande ist, eine Schwangerschaft zu erhalten,* da es auch die muskuläre Erregbarkeit des Uterus herabsetzt. Die Uterusmuskulatur, die unter Einwirkung des Follikelhormons auf Gaben von Wirkstoffen des Hypophysenhinterlappens sich kontrahiert, spricht unter dem Einfluß des Corpus luteum-Hormons nicht mehr an.

Auf Grund der morphologischen Veränderungen im Ovar, der Umwandlung des gesprungenen Follikels zum Gelbkörper, war schon anzunehmen, daß beide Hormone in ihrer Wirksamkeit sich ablösen, und daß sie synergistisch, wenn auch zeitlich aufeinanderfolgend, die Einbettung des Eies vorbereiten. Wir wissen, daß bereits im infantilen Ovar Follikel heranreifen, die allerdings nicht zum GRAAFschen Follikel ausreifen, sondern vorzeitig zugrunde gehen. Die Bildung des Follikelhormons ist nicht an den ausgereiften Follikel gebunden, sondern findet sich bereits im reifenden Follikel, so daß diese vorzeitig zugrunde gehenden es sind, die aus dem kleinen infantilen Uterus den geschlechtsreifen Uterus von Hühnereigröße entwickeln. Während geringe Mengen von Follikelhormon anscheinend nur einen Wachstumsreiz auf den gesamten Genitaltrakt ausüben, ohne an der Schleimhaut selbst wirksam zu werden, bedingen größere Mengen desselben Hormons eine starke Proliferation der Funktionalisschicht, die ihre höchste Entwicklungsstufe zur Zeit des Follikelsprunges erreicht hat. Mit der schnellen Umwandlung des Follikels zum Corpus luteum setzt eine andere Hormonproduktion ein. Die Schleimhaut wird in die Sekretionsphase übergeführt, die Uterusmuskulatur ist für Kontraktionsreize schlecht, bzw. überhaupt nicht mehr ansprechbar, und im Ovar selbst bleibt die Ausreifung eines neuen Follikels aus.

Wird das Ei nicht befruchtet, so bildet sich das Corpus luteum zurück, damit auch seine innersekretorische Funktion, und es kommt dadurch zum Zerfall der Schleimhaut, die dann während der Menstruation abgestoßen wird. Nach Zugrundegehen des Corpus luteum reift aber bereits ein neuer Follikel heran, so daß die Schleimhaut erneut unter dem Einfluß des Follikelhormons proliferiert und ein neuer Zyklus beginnt.

D. Die Bedeutung der gonadotropen Hormone des Hypophysenvorderlappens für die zyklischen Vorgänge im Ovar.

Die Transplantation der Ovarien hatte gezeigt, daß es sowohl am infantilen wie am kastrierten Tier zum Wachstum der Uterusmuskulatur und zur Proliferation der Uterusschleimhaut kommt. Bei Transplantationen von Hypophysenvorderlappen fand man am infantilen Tier sexuelle Frühreife. Andererseits ergab sich, daß bei Exstirpation der Hypophyse am infantilen Tier die Brunst überhaupt nicht auftrat, bzw. daß am geschlechtsreifen Tier die Brunst unterblieb. Kurze Zeit nach Beginn der Untersuchungen zeigte sich, daß im Hypophysenvorderlappen 2 gonadotrope Hormone (die Keimdrüsen beeinflussende Wirkstoffe) vorhanden sein müssen; denn Harnextrakte nichtschwangerer Frauen ergaben am Ovar nur Bildung von großen Follikeln aber keinen Follikelsprung und keine Corpus luteum-Bildung. Als Testtier für die Reaktion des Hypophysenvorderlappens dient die weiße, infantile, weibliche Maus mit einem Durchschnittsgewicht von 6—8 g. 3 Reaktionen konnten am

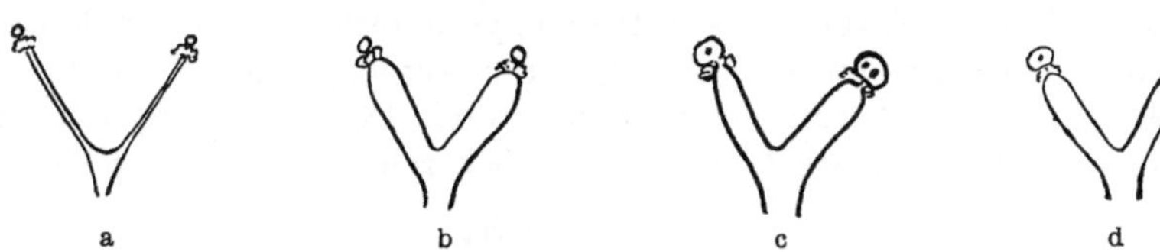

Abb. 33a—d. Schematische Darstellung der Hypophysenvorderlappenreaktionen I, II und III. a Inneres Genitale eines infantilen Kontrolltieres. b R. I. Vergrößerung der Uterushörner. c R. II. Blutpunkte im Ovar. d R. III. Bildung von Corpora lutea.

Ovar der infantilen Maus herbeigeführt werden, die jedoch nicht durch einen einheitlichen Wirkstoff, sondern durch 2 Wirkstoffe bedingt sein müssen.

Die Hypophysenvorderlappenreaktion I bewirkt im Ovar Follikelwachstum und Auslösung der Brunst am Genitalschlauch.

Die Hypophysenvorderlappenreaktion II wird dann als positiv bezeichnet, wenn blutgefüllte Follikel auftreten, die makroskopisch als Blutpunkte auf dem Ovar imponieren.

Die Hypophysenvorderlappenreaktion III führt zur Bildung von Corpora lutea atretica, das sind Gelbkörper, die das Ei noch in sich bergen.

Der Wirkstoff, der die Hypophysenvorderlappenreaktion I ergibt, wurde als Prolan A bezeichnet, während der Stoff, der die anderen beiden Reaktionen herbeiführt, Prolan B genannt wird, obwohl es heute noch nicht gelungen ist, die beiden Faktoren voneinander zu trennen.

Das *Prolan A* findet sich nicht nur in der Hypophyse, sondern läßt sich auch im Harn von Neugeborenen nachweisen und ebenso im Urin aller Frauen jenseits der Menopause. Besonders große Mengen sind auch im Urin schwangerer Frauen und in der Placenta. Auch hier ist es bis jetzt noch nicht gelungen, die biologisch verschiedenen Fraktionen voneinander zu trennen. An allen Tierarten konnte man nachweisen, daß Gaben von Prolan A im Ovar Wachstum und Reifung von Follikeln hervorrufen. Auch beim infantilen, nicht kastrierten Tier kommt eine Verdickung der Uterushörner zustande, und in der Scheide finden sich abgestoßene Epithelien (Schollen), die als charakteristisch für die Brunst anzusehen sind.

Wird dieses Hormon lange Zeit zugeführt, so kann man eine Dauerbrunst erzielen. *Das Prolan A bringt also in erster Linie die Follikel des Ovars zur Reife*, weshalb es auch auf Grund seiner biologischen Funktion besser als *Follikelreifungshormon* bezeichnet wird, und die reifenden Follikel produzieren dann immer größer werdende Mengen von Follikelhormon, die die Erscheinungen der Brunst auslösen. Dieselben Wirkungen sind heute auch für den menschlichen Organismus sichergestellt. Denn das Follikelreifungshormon (Prolan A) bringt die Follikel zum Reifen, und diese reifen Follikel lösen durch Produktion des Follikelhormons die Proliferationsphase der Schleimhaut aus.

Mit alkalischen Extrakten aus Hypophysenvorderlappen von Kühen konnten Corpora lutea im Ovar hervorgerufen werden, ohne daß ein vorangehendes Follikelwachstum festzustellen war. Der Wirkstoff, der die Reaktion III bedingt, wurde als *Prolan B* bezeichnet. Wie wir bereits

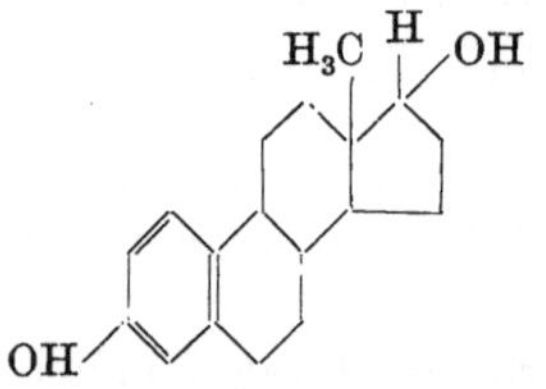

Oestradiol auf chem. Wege aus Oestron (Dihydro-Follikelhormon) aus Ovarien.

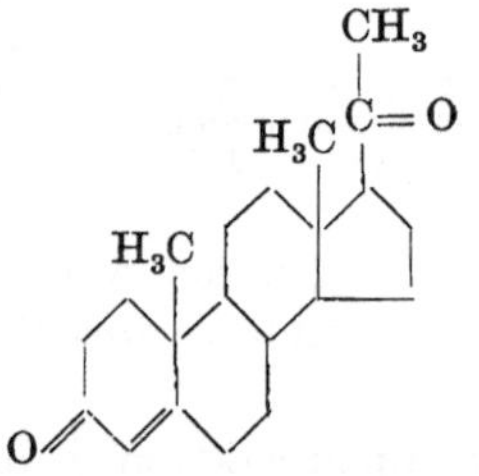

Progesteron, Proluton aus Corpora lutea, synthetisiert aus Stigmasterin oder aus Pregnandiol.

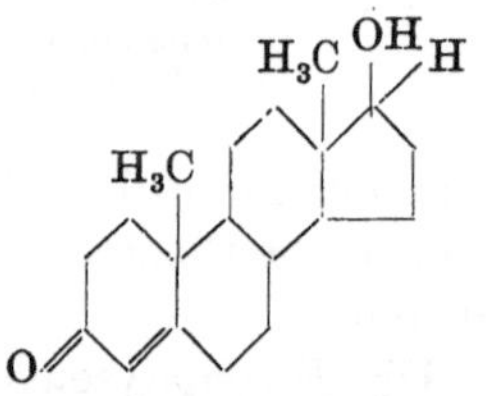

Testosteron, aus Hoden, synthetisiert aus Cholesterin über trans-Dehydroandrosteron.

Konstitutionsformel von Oestradiol (Wirkstoff des Follikels), Progesteron (Wirkstoff des Gelbkörpers) und Testosteron (Wirkstoff des Hodens).

erwähnt hatten, ist es noch nicht gelungen, die Prolane außerhalb der Hypophyse voneinander zu trennen, sondern bei Positivwerden der spezifischen Prolan B-Reaktion zeigte sich auch immer eine positive Prolan A-Reaktion, so daß in allen Fällen immer anzunehmen ist, daß das Follikelreifungshormon beigemischt ist. Stoffe mit Prolan B-Wirkung, die gleichzeitig aber auch Prolan A enthalten, finden sich in erheblichen Mengen im Harn schwangerer Frauen, worauf die Diagnose der Frühschwangerschaft, die biologische Mäuseprobe beruht. Dieser Prolan B-Wirkstoff ist noch stärker vermehrt bei blasiger Degeneration der Chorionzotten (Blasenmole) und bei der malignen Degeneration des Chorionepithels (Chorionepitheliom), so daß man durch quantitative Untersuchungen abgrenzen kann, ob eine normale Schwangerschaft oder eine maligne Degeneration des Trophoblasten (s. Entwicklung des Eies, Abschn. VI) vorliegt.

Im Tierversuch konnte, wie bereits erwähnt, gezeigt werden, daß es durch Gaben von Prolan B, das aus alkalischen Extrakten von Hypophysen gewonnen wurde, ohne vorangegangenes Follikelwachstum oder

Follikelsprung zur Bildung von Corpora lutea atretica kommt. *Durch diese Bildung von Gelbkörpern*, deretwegen das *Prolan B* auch in Anbetracht seiner biologischen Wirkung als *Luteinisierungshormon* bezeichnet wird, hört die Follikelreifung auf. Auch für den Menschen müssen wir sinngemäß, da hier die Vorgänge im Ovar und der Uterusschleimhaut

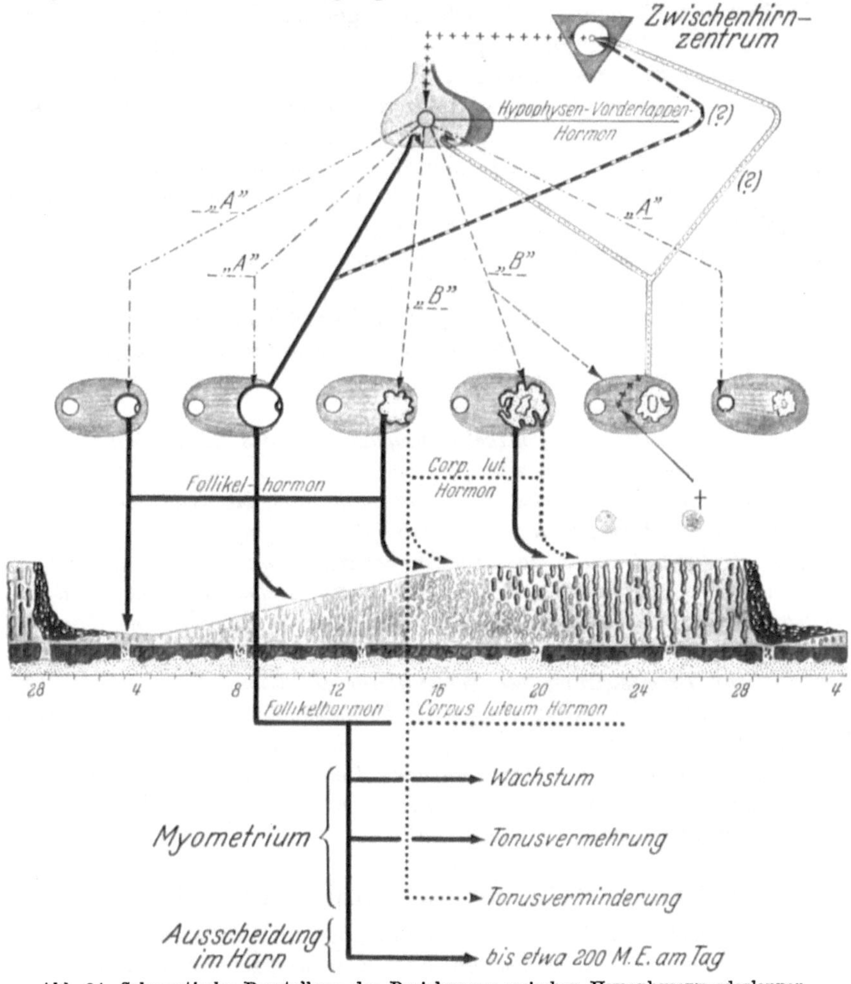

Abb. 34. Schematische Darstellung der Beziehungen zwischen Hypophysenvorderlappen, Ovar und Uterusschleimhaut. (Nach SIEBKE.)

die gleichen sind, annehmen, daß das Luteinisierungshormon den Follikelsprung und im Anschluß daran die Bildung des Corpus luteum bewirkt. Die Granulosadrüse erhält unter dem stimulierenden Einfluß des Prolan B ihre eigene endokrine Fähigkeit und bewirkt dadurch die Umwandlung der Schleimhaut in die Sekretionsphase. Wir sehen also, daß die

Veränderungen an der Uterusschleimhaut durch das Ovar selbst ausgelöst werden, daß aber die Tätigkeit des Ovars erst durch Bildung der gonadotropen Hormone des Hypophysenvorderlappens beginnt, und deshalb sind diese Hormone, die die ruhende Ovarialfunktion in Gang bringen, als Motor der Ovarialfunktion bezeichnet worden.

Während es bis heute noch nicht gelungen ist, die gonadotropen Hormone des Hypophysenvorderlappens chemisch rein darzustellen, ist die Konstitutionsformel des Follikelhormons und des Corpus luteum-Hormons bekannt, so daß es in größerem Umfange möglich war, diese zu synthetisieren, und für die Therapie nutzbar zu machen. Die beiden Hormone des Ovars sind, ebenso wie das männliche Keimdrüsenhormon und das Hormon der Nebennierenrinde, chemisch nahe miteinander verwandt und gekennzeichnet durch das Steringerüst, das aus Phenantren und einem Fünferring besteht. Sie sind lediglich durch ihre Seitenketten verschieden. Es ist erstaunlich, daß die geringe Umänderung der Seitenketten allein so grundlegende biologische Verschiedenheiten bewirkt.

Die für den Anfänger etwas kompliziert anmutenden Vorgänge sind in Abb. 34 schematisch dargestellt.

Aus dieser Abb. geht hervor:

Das Prolan A, das Follikelreifungshormon des Hypophysenvorderlappens, bringt die Follikel zum Wachstum und zur Reife. Der reifende Follikel produziert seinerseits Follikelhormon, das die Uterusschleimhaut aufbaut und die Proliferation der Schleimhaut bedingt.

Das Prolan B, oder das Luteinisierungshormon des Hypophysenvorderlappens, bewirkt das Bersten des GRAAF*schen Follikels und die Umwandlung der Membrana granulosa zum Corpus luteum. Die Hormone des Corpus luteum wandeln die proliferierte Schleimhaut in die sezernierende zur Bereitstellung der Schleimhaut als Eibett um. Geht das Ei unbefruchtet zugrunde, dann werden die Impulse des Prolan B am Corpus luteum nicht mehr wirksam, und es bildet sich unter Degeneration seiner Zellelemente zum Corpus albicans zurück. Den Degenerationsvorgängen im Corpus luteum folgt wenige Tage später der Zerfall, die Abstoßung der Schleimhaut und damit die Menstruation.*

III. Der mensuelle Zyklus und seine Störungen.

Die *Menarche* ist die erste Regelblutung im Leben des Mädchens. Ihr Eintritt ist von klimatischen Faktoren weitgehend abhängig. In südlichen Gegenden tritt sie im allgemeinen früher auf als bei den Völkern des Nordens. Auch spielen für den Eintritt der Geschlechtsreife die Rasse, das Lebensmilieu und die Ernährung zweifellos eine Rolle. Die Menarche gilt als das erste Zeichen der eintretenden Geschlechtsreife und im allgemeinen als Ausdruck dafür, daß die erste Ovulation stattgefunden hat, und eine Befruchtung möglich ist. Zweifellos gibt es jedoch auch gerade zu Beginn der Geschlechtsreife Blutungen, denen kein Follikelsprung vorangegangen ist, die also unfruchtbare Funktionsabläufe darstellen und als ovulationslose Blutungen bezeichnet werden.

Als *Menstruatio praecox* wird ein verfrühtes Auftreten der Regelblutung bezeichnet, die schon in die Zeit von 9—12 Jahren oder noch früher fallen kann. Ursachen hierfür sind zu suchen in den Ovarien, Zirbeldrüse und Nebennieren, die weitgehend die körperliche Entwicklung und damit auch die genitale Ausreifung beeinflussen.

Andererseits tritt bei manchen, in ungefähr 8—10% der Fälle, die Menarche auch wesentlich verspätet, erst um das 20. Lebensjahr herum auf *(Menstruatio tarda)*. Zu dieser Gruppe gehören vor allem Frauen, deren Körper infantile Charakterzüge trägt, und neben konstitutionellen Schäden sind chronische Ernährungsstörungen und Infektionskrankheiten die häufigsten Ursachen.

Bei der konstitutionell vollwertigen Frau ist in den Blutungen ein genauer Zyklus zu erkennen, der durchschnittlich 28 Tage beträgt. Diese Blutung ist normalerweise nicht schmerzhaft (Eumenorrhöe). Ihre Ursache ist das Absterben des unbefruchteten Eies, die Folge davon das Zugrundegehen des Gelbkörpers und die Abstoßung und Desquamation der Funktionalisschicht des Endometriums. Die Blutung hält so lange an, als hier eine Wundfläche besteht. Ihre Dauer beträgt im allgemeinen 3—4 Tage, wobei auch bei derselben Frau die Blutungen nicht gleich lang und gleich stark zu sein pflegen. Objektive Angaben über die Höhe des Blutverlustes sprechen von 50—80 ccm. Man wird jedoch in der Klinik, um ihre Stärke schätzen zu können, immer auf die Anzahl der verbrauchten Menstruationsbinden angewiesen sein. Der Blutverlust ist während der ganzen Dauer nicht gleich stark, sondern erreicht seinen Höhepunkt am 2. und 3. Tag, während die Blutungen am 1. und 4. Tag meist nur geringgradig sind. Zeitliche Abweichungen vom Zyklus von 1—3 Tagen gehören zum typischen Bild, aus ihr lassen sich irgendwelche diagnostischen Schlüsse nicht ziehen.

Der Laie sieht im allgemeinen in der menstruellen Blutung einen Reinigungsprozeß und mißt der regelmäßigen Wiederkehr der Periode eine wesentliche Bedeutung bei. Die „Blutstauung oder -stockung" wird zwar sicher überwertet, obwohl das Vorhandensein von Toxinen im Menstrualblut nicht mit Bestimmtheit abzulehnen ist.

Das Menstruationsblut enthält, wie schon aus dem im vorigen Kapitel Gesagten hervorgeht, nicht nur Blut allein (nur die Hälfte ist reines Blut), sondern ihm sind auch Zelldetritusmassen, Cervixschleim, Serum und Scheideninhalt beigemischt. Das Menstruationsblut ist ungerinnbar, und zwar nicht nur in dem saueren Milieu der Scheide, sondern auch in dem Corpus uteri selbst. Wahrscheinlich bedingen proteolytische Fermente in der Schleimhaut die Zerstörung des Fibrins.

Wie schon aus der Stärke der Blutung ersichtlich ist, erfolgt die Ausstoßung nicht gleichmäßig, sondern in einzelnen Schüben, die durch

Kontraktionen des nichtschwangeren Uterus hervorgerufen werden. Diese wehenartigen Kontraktionsschmerzen der Muskulatur werden von vielen Frauen deutlich empfunden und können sich in manchen Fällen so steigern (Dys- oder Algomenorrhoe), daß eine Behandlung erforderlich wird, die sich jedoch auf der Ursache, die sehr verschiedenartig sein kann, aufbauen muß.

Die funktionellen Abläufe, die zum Aufbau der Schleimhaut, zur Produktion der Inkrete führen, sind genau bekannt. Störungen dieses zyklischen Geschehens sind, besonders bei jungen Frauen, nicht selten, da eben nicht nur hormonale, sondern auch nervöse Komponenten eine wesentliche Rolle spielen. Deshalb ist ihre Behandlung nicht immer einfach. Denn gerade der Motor allen hormonal-sexuellen Geschehens, der Hypophysenvorderlappen, wird in seinen Funktionen vom Zwischenhirn in entscheidendem Maße beeinflußt. Es ist deshalb zweckmäßig, nicht mehr von Hypophysenfunktion und deren Störungen allein zu sprechen, sondern Zwischenhirn und Hypophyse als eine funktionelle Einheit im Sinne des diencephal-hypophysären Systems zu betrachten. Es kann kein Zweifel darüber bestehen, daß nervöse Impulse des Zwischenhirns in hormonale Wirkungen sich umsetzen können und umgekehrt, können hormonale Impulse in nervöse umgewandelt werden. Durch die funktionelle Einheit zwischen nervösem und hormonalem System sind die Störungen des Zyklus, soweit sie nicht organisch bedingt sind, zu verstehen. Denn viele Frauen, bei denen konstitutionelle Fingerzeige fehlen, sind zyklisch labil, so daß durch psychische Einflüsse Veränderungen in dem Zyklus eintreten können. Furcht, Schreck, Erwartung, überhaupt alle seelischen Konfliktsituationen können sich auf den zeitlichen Ablauf in Verzögerung und Beschleunigung auswirken. Ebenso kann die Änderung der Lebensweise, Milieuwechsel, dieselben Wirkungen haben.

Das zyklische Geschehen wirkt sich auch weitgehend auf den gesamten Organismus aus. So ist beispielsweise die Körpertemperatur nicht konstant, sondern steigt im Prämenstruum bis zum Eintritt der Blutung an um dann wieder abzufallen. Der Blutdruck ist ebenfalls prämenstruell leicht erhöht. Während der Blutung selbst besteht eine Abnahme der Leistungsfähigkeit, so daß neben allen anderen Gründen auch schon aus diesem jegliche besonderen Anstrengungen sich verbieten. Selbst die Morphologie des Blutbildes wird weitgehend beeinflußt; so steigt der Hämoglobingehalt im Prämenstruum und zu Beginn der Menses leicht an, ebenso sollen sich die roten Blutkörperchen um mehrere hunderttausend Zellen pro Kubikmillimeter vermehren. Weiterhin bestehen eine leichte Leukocytose, die am Ende der Blutung sich wieder vermindert, eine Lymphocytose und eine Eosinophilie. Der Stoffwechsel der prämenstruellen Phase ist leicht erhöht, die alveoläre Kohlensäurespannung leicht erniedrigt. Tritt zu derselben Zeit eine Glykosurie auf, so hat das nicht seine Ursache in der Erhöhung des Blutzuckers, sondern ist fast immer renaler Genese. Auch über Störungen im vegetativen System ist von vielen Seiten berichtet worden, ohne daß sich jedoch typische Reaktionen abzweigen ließen. Die allgemeine Labilität und erhöhte Erregbarkeit zur Zeit der Menstruation wird auch bei Vegetativ-Stigmatisierten sich immer besonders bemerkbar machen.

Äußerlich am deutlichsten läßt sich das zyklische Geschehen an der Mamma verfolgen. Prämenstruell schwellen im allgemeinen die Brüste an, und zwar ist die Schwellung bedingt durch organische Veränderungen im Drüsenparenchym, die sich besonders in prämenstrueller Auflockerung und Milchgangerweiterung äußert, die im Postmenstruum nicht gefunden werden können.

In diesem Zusammenhang wäre auch noch die Beziehung zwischen zyklischem Geschehen und Haut zu besprechen, denn es gibt viele Hautaffektionen, die nur zur Zeit der Menses auftreten, dann aber regelmäßig. Besondere Bedeutung haben in diesem Zusammenhang der Herpes menstruationis, der sich hauptsächlich an der Haut-Schleimhautgrenze von Mund und Nase findet, ebenso Verschlimmerungen von Follikulitiden (Haarbalgentzündungen) und Acne vulgaris (Pockfinnen).

Auch die Psyche ist von den zyklischen Veränderungen weitgehend beeinflußbar, wie sich die Psyche des Weibes überhaupt grundsätzlich durch eine größere Labilität von der des Mannes unterscheidet. Vor der Periode bestehen häufig Schlafstörungen, erhöhte Reizbarkeit, Vergeßlichkeit, das seelische Gleichgewicht ist erschüttert und nicht selten finden sich abnorme psychische Reaktionen, die von den Psychiatern als menstruelle Psychosen bezeichnet werden. Anfälle bei Epileptikerinnen häufen sich zur Zeit der Menstruation.

A. Einteilung der Menstruationsanomalien.

Folgende Menstruationsanomalien werden unterschieden:

1. Hypomenorrhoe oder Oligomenorrhoe, die zu schwache Blutung,
2. Opsomenorrhoe, die zu seltene Blutung,
3. Hypermenorrhoe, die zu starke Blutung,
4. Proiomenorrhoe, die zu häufige Blutung,
5. Polymenorrhoe, die zu starke Blutung,
6. Menorrhagie, die zu starke und zu häufige Blutung,
7. Amenorrhoe, das Fehlen der Blutung,
8. Dysmenorrhoe (Algomenorrhoe), die schmerzhafte Blutung,
9. Metrorrhagie, die völlig unregelmäßige, keinen Zyklus mehr erkennen lassende Blutung.

Wir haben den beherrschenden Einfluß der endokrinen Drüsen, d. h. des Hypophysenvorderlappens und des Ovars auf die zyklischen Vorgänge und damit auch auf die Menstruation kennengelernt. Es ist selbstverständlich, daß Störungen in den endokrinen Drüsen zu Störungen des Zyklus führen werden. Andererseits werden auch Erkrankungen des Uterus selbst oder seiner Schleimhaut zu Menstruationsanomalien führen, und schließlich werden sie auftreten müssen, als symptomatische

Erkrankungen, die im Gefolge von schweren Störungen des Allgemeinbefindens vorkommen, wie wir sie bei Infektionskrankheiten kennen.

B. Allgemeine Ursachen der Menstruationsanomalien.

Wir haben gesehen, daß die Hormone des Ovars sowohl eine Wirkung auf die Schleimhaut des Uterus wie auch auf dessen Muskulatur haben. Wir wissen weiter, daß die Blutstillung ebenso wie im schwangeren Uterus auch im nichtschwangeren durch Kontraktionen der Muskulatur erfolgt. Besteht eine muskuläre Insuffizienz des Uterus, so wird auch die Kontraktionsfähigkeit der einzelnen Muskelfasern darunter leiden, und der Verschluß und die Abdrosselung der durch die Abstoßung der Schleimhaut eröffneten Gefäße sich verzögern, so daß sich dadurch verstärkte Regelblutungen erklären lassen. Man wird in solchen Fällen häufig auch andere Zeichen eines infantilen oder hypoplastischen Genitale nachweisen können.

Ist die Eireifung selbst verzögert, so erfolgt auch der Follikelsprung erst später, so daß dadurch, unter der Voraussetzung der normalen Entwicklung des Corpus luteum, die Zeitspanne zwischen den einzelnen Menstruationen eine größere sein wird, und es zu einer selteneren und verspäteten Regelblutung kommt. Umgekehrt kann die Ovulation verfrüht erfolgen oder auch bei verkürzter Lebensdauer des Eies das Corpus luteum früher zugrunde gehen, so daß nicht nur die proliferative, sondern auch die sekretorische Phase der Schleimhaut verkürzt ist, weshalb die Blutung verfrüht auftritt. Wir sehen also, daß nicht nur die zu seltene, sondern auch die zu häufige Periodenblutung auf eine ovarielle Insuffizienz zurückgeführt werden kann.

Die Kontraktionsfähigkeit der Uterusmuskulatur ist aber nicht nur abhängig von ovariellen Impulsen, sondern kann auch durch Erkrankungen des Uterus und seiner Umgebung beeinflußt werden. So wird sich verstärkter Zufluß von Blut zum Uterus, der einhergeht mit einer allgemeinen Hyperämie des Beckens, gleich ob aktiver oder passiver Natur, wie sie bei Entzündungen unter anderem vorkommt, in verstärkten Blutungen, die zyklusgerecht verlaufen, kundtun. Andererseits werden auch Lageveränderungen des Uterus und Muskelgeschwülste, die in der Uterusmuskulatur selbst sitzen und so eine gleichmäßige und kräftige Kontraktion unmöglich machen, die Blutungsintensität und -dauer beeinflussen. So ist die verstärkte, länger dauernde, aber regelmäßige Periodenblutung ein Symptom, das sich bei intramural sitzenden Myomen fast immer findet.

C. Amenorrhoe.

Bei der Amenorrhoe fehlt die Periode ganz. Wir haben zu unterscheiden zwischen physiologischer Amenorrhoe und Amenorrhoen, die durch Veränderungen des Uterus und des Ovars bedingt sind. Zu den physiologischen Amenorrhoen gehört die Amenorrhoe, die vor der Pubertät besteht, die Schwangerschaftsamenorrhoe, die Lactationsamenorrhoe und die des Klimakteriums. Die Lactationsamenorrhoe wird wesentlich durch das Stillen oder Nichtstillen beeinflußt.

Die eigentlich krankhafte Amenorrhoe tritt nach Entfernung der Ovarien auf, da ja in solchen Fällen kein Follikel mehr heranreift, der proliferierende Einfluß auf die Uterusschleimhaut also wegfällt, wobei es gleichgültig ist, ob das Ovar operativ entfernt wird, oder ob es durch Röntgenstrahlen so zerstört wird, daß ebenfalls die Follikelreifung unterbleibt. Andererseits wird auch die Blutung sistieren, wenn bei erhaltener Ovarialtätigkeit das Erfolgsorgan fehlt, also nach Exstirpation des Uterus, oder wenn der tiefste Teil der Schleimhaut, die Basalis, aus der die Regeneration erfolgt, fehlt oder zerstört ist. Hierfür spielen Mißbildungen der Uterushöhle eine Rolle oder therapeutische Eingriffe, die absichtlich oder unabsichtlich auch das Stratum basale der Schleimhaut entfernt haben, so daß die ovariellen Impulse keinen Angriffspunkt mehr finden; ein Ereignis, das nach Verätzungen der Schleimhaut durch Chemikalien, nach Zerstörung der Schleimhaut durch Radiumstrahlen und nach zu groben Ausschabungen, bei denen die Basalis mitentfernt wird, vorkommt.

Außerdem kann es zu symptomatischen Amenorrhoen infolge von Allgemeinerkrankungen kommen, wie wir sie einerseits bei akuten Infektionskrankheiten, andererseits bei chronischen Erkrankungen innerer Organe kennen.

Wie leicht zyklische Abläufe gestört werden können, kann man an der sog. funktionellen Amenorrhoe ermessen, denn hier führen schon klimatische Umstellungen, Veränderungen der Lebensbedingungen, psychische Traumen zu einem Sistieren der Blutung.

D. Dysmenorrhoe (Algomenorrhoe).

Wir verstehen darunter eine zur normalen Zeit auftretende, normal lang dauernde, aber sehr schmerzhafte Periodenblutung, deren Ursachen mannigfacher Natur sein können, und die besonders deutlich zeigt, in welchem Maß körperliche und seelische Vorgänge miteinander verknüpft sind. Die Schmerzen treten nur zur Zeit der Periode entweder als Vorboten oder während der Menses auf, können aber auch noch einige Tage nach der Blutung bestehen bleiben. Sie werden als wehenartig geschildert und hauptsächlich im Kreuz und im Schoß nach der Symphyse zu ausstrahlend angegeben. Die Schmerzen können ziehend, dumpf und krampfartig sein und manchmal so stark, daß die Frauen während der Periode zu Bett liegen müssen. Kopfschmerzen, Pulsbeschleunigung, Übelkeit und Erbrechen werden als Begleiterscheinungen öfter beobachtet. Es gelingt nicht in allen Fällen, einen deutlichen organischen Befund zu erheben, sondern auch bei fehlendem Organbefund können Schmerzen bestehen.

E. Metrorrhagie.

Die azyklischen Blutungen, die als Metrorrhagie bezeichnet werden, stammen nicht aus der Wundfläche einer phasengerecht aufgebauten Schleimhaut, wie ja schon der Blutungstyp erkennen läßt. Sie stellen vielmehr lokale Gewebsblutungen dar oder stammen aus einer krankhaft veränderten, entzündeten oder gewucherten Schleimhaut, und

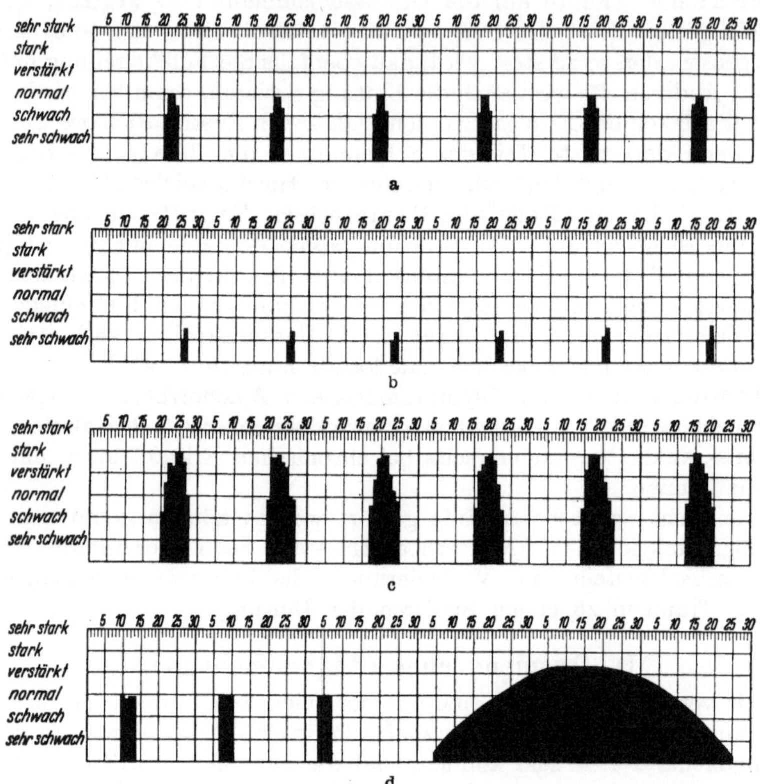

Abb. 35a—d. a Eumenorrhoe, b Hypomenorrhoe, c Menorrhagien, d Metrorrhagien.

kommen schließlich noch sowohl bei gutartigen als auch bösartigen Tumoren des Cavum uteri vor.

Um ein deutliches Bild über Dauer, Stärke und zeitliche Spanne der einzelnen Menstruationen und ihrer Intervalle zu bekommen, werden in der Klinik Blutungskurven verwendet, die sich über mehrere Monate erstrecken und so ein genaues, auf den ersten Blick erfaßbares Bild geben. Auf der Ordinate dieser Kurven ist die Stärke der Blutungen angegeben, auf der Abszisse die Zeitdauer. Die oben erwähnten Menstruationsanomalien ergeben obenstehendes Bild.

IV. Die biologischen Phasen im Leben des Weibes.

Die Entwicklung vom Kleinkind zum geschlechtsreifen Weib vollzieht sich langsam und dauert durchschnittlich 16—18 Jahre. Die Ausbildung der sekundären Geschlechtsmerkmale, die beide Geschlechter nicht nur somatisch, sondern auch in ihrer seelischen Einstellung zur Umwelt unterscheiden, tritt früher auf als die Veränderung an den primären. Schon beim noch nicht geschlechtsreifen Mädchen ist der Brustkorb schmäler, die Gesichtskonturen weniger scharf ausgeprägt, die Hüftbeine größer.

A. Pubertät.

Der Eintritt der Pubertät wird angezeigt durch die Behaarung der Achselhöhlen und des äußeren Genitale. Der Eintritt der ersten Menstruation, die den Ausdruck für den in Gang kommenden Rhythmus des von der Hypophyse gesteuerten Ovars bildet, ist neben rassischen Verschiedenheiten wesentlich durch klimatische Faktoren bedingt. Die erste Menstruation (Menarche) tritt in Mitteleuropa durchschnittlich im 13.—15. Lebensjahr auf, in nördlichen Breiten sehr viel später, in südlichen Breitengraden früher. Nach der Menarche verläuft der Ovarialzyklus nicht gleich von Beginn an in einem regelmäßigen Rhythmus, sondern unregelmäßig eintretende und ungleichmäßig starke Blutungen sind wesentlich häufiger. Es wird immer einige Zeit dauern, bis die ovariellen Impulse so starke und rhythmisch gesteuerte sind, daß die davon abhängige Umbildung der Uterusschleimhaut sich in regelmäßigen Zeitabständen vollzieht.

Die seelische Umstellung und die Einstellung auf dieses körperliche Geschehen ist von entscheidender Bedeutung. Der Eintritt der ersten Periodenblutung beeinflußt die Psyche schwer, und Gefühlsregungen, denen in erheblichem Maße Erschrecken beigemischt ist, herrschen vor. Wie überhaupt zu dieser Zeit Stimmungsschwankungen mit Depressionsneigungen bei beiden Geschlechtern im Vordergrund stehen.

B. Geschlechtsreife.

Als geschlechtsreif bezeichnen wir eine Frau, die konzeptionsfähig ist. Diese Phase dauert vom 17. bis ungefähr zum 45. Jahr, also knapp 30 Jahre. Die Wahrscheinlichkeit einer Empfängnis wird allerdings schon vor dem 45. Lebensjahr geringer, und die Ursache für die jetzige Abnahme der Kinderzahl liegt zum Teil darin begründet, daß das durchschnittliche Heiratsalter der Frau heute höher liegt als um die Mitte des vorigen Jahrhunderts. Zu Beginn der Geschlechtsreife ist die Entwicklung des Uterus und der Ovarien abgeschlossen. Das Corpus uteri ist hühnereigroß, sehr viel stärker entwickelt als die Cervix. Die Menstruationsblutungen treten, falls eine Befruchtung nicht erfolgt, regelmäßig auf und dauern gleich lang.

C. Menopause.

Ebenso wie zur Zeit der Pubertät die Blutungen nicht plötzlich regelmäßig eintreten, so hören sie auch am Ende der Geschlechtsreife nicht plötzlich auf, sondern sowohl die Einschaltung wie die Ausschaltung einer endokrinen Drüse (des Ovars) kann nur langsam, innerhalb eines gewissen Zeitabschnittes erfolgen. Es kommen häufig als Zeichen des beginnenden Klimakteriums unregelmäßige Periodenblutungen vor, die in wechselnder Stärke und in verschiedenen zeitlichen Intervallen sich über 3—4 Jahre erstrecken können, bis die Menopause, d. h. das völlige Sistieren der Ovarialfunktion erreicht ist. Der Eintritt der Menopause erfolgt am häufigsten um das 47. Lebensjahr. Aber auch hier ist der Einfluß von Umwelt und rassischen Faktoren ebenso maßgebend, wie beim Eintritt der Menarche.

Anatomisch kommt es in der Menopause zu Rückbildungsvorgängen an allen Organen, die vor und während der Pubertät herangereift sind. Die Blutzufuhr zum Ovar und zum Uterus wird durch arteriosklerotische Gefäßveränderungen geringer, und dadurch wird eine Schrumpfung der beiden Organe eingeleitet. Die Ovarien bilden sich zu kleinen höckerigen Organen zurück, in denen sich Bindegewebe vermehrt findet und die sich durch atretische Follikel auszeichnen. Die Muskelfasern des Uterus atrophieren und werden bindegewebig umgewandelt bzw. bindegewebig ersetzt. Der Uterus liegt nicht mehr in seiner normalen Lage, sondern retrovertiert. Besonders die Portio schrumpft, der äußere und innere Muttermund werden enger, und auch das Beckenbindegewebe zeigt deutliche Schrumpfungsvorgänge. Die Schleimhaut des Uterus atrophiert ebenfalls, die Tuben sind nicht mehr geschlängelt, ihr Epithel wird niedriger. Auch das äußere Genitale wird verändert. Der Scheideneingang wird wesentlich enger, die Scheidengewölbe schrumpfen, die großen Schamlippen werden schlaff, ihr Fettpolster schwindet. Die Schamhaare werden weniger dicht und grau. Häufig findet sich im Klimakterium ein vermehrter Fettansatz. Die Haut ist weniger elastisch und dadurch kommt es zur Runzelbildung.

Den Hormonen des Ovars kommt nicht nur eine Bedeutung für die Reifung des Uterus zu, sondern der Gesamtorganismus des Weibes wird durch diese Hormone weitgehend beeinflußt. Infolgedessen wird auch ihr Ausfall Störungen allgemeiner Art verursachen. Neuere Untersuchungen haben gezeigt, daß das Follikelhormon auf die Schaltstelle des gesamten endokrinen Systems im Hypophysenvorderlappen einwirkt, und deshalb ist es heute trotz der Vielfältigkeit der Ausfallserscheinungen im Klimakterium möglich, sie auf einen gemeinsamen Nenner zu bringen. Die Störung der hormonalen Korrelation äußert sich in der Rückwirkung auf die Schilddrüse, was Schweißausbrüche, Veränderungen im Stoffwechsel, nervöse Erregbarkeit u. ä. zur Folge hat. Die Störung der Nebennierenfunktion führt zu Blutdruckschwankungen und Spasmen.

Die Störungen der Hypophyse beeinflussen durch die engen Beziehungen, die zwischen Zwischenhirn und Hypophyse bestehen, das gesamte vegetative System. Besonders häufig sind Klagen über vasomotorische Störungen, die infolge ihres Auf- und Abebbens als „Wallungen" bezeichnet werden, und die durch Gefäßspasmen bedingt sind. Weiterhin sind Kopfschmerzen, Schwindelanfälle, rheumatische Beschwerden häufig. Daß es sich hier tatsächlich um Ausfallserscheinungen handelt, geht aus der Tatsache hervor, daß zusätzliche Hormonzufuhr diese Beschwerden zu bessern vermag. Nur ungefähr 15% aller Frauen bleiben bei Eintritt des Klimakteriums und auch nachher beschwerdefrei. Bei ihnen scheint die Follikelhormonproduktion des Ovars so langsam abzusinken, daß der Gesamtsorganismus Zeit hat, sich auf die Veränderungen des Hormonhaushalts vorzubereiten.

Diese weitgehenden körperlichen Veränderungen zeitigen auch seelische Reaktionen, und gerade die an sich schon Psychisch-labile ist um diese Zeit besonders gefährdet. Der Wunsch jung zu sein und die wachsende Erkenntnis des nahenden Alters, schafft hier die wesentlichen Konfliktsituationen, die besonders in den eigentlichen Wechseljahren auftreten, wo vasomotorische Störungen die Labilität noch vergrößern. Die Stimmung ist deshalb meist zu Depressionen hinneigend, und manche Frauen finden erst im Senium, in dem sich ihr Wunsch mehr einer großmütterlichen Besorgtheit zuneigt, ihr Gleichgewicht wieder.

V. Der Abwehrmechanismus des weiblichen Genitale gegen Infektionen.

Fast die gesamte Fläche des weiblichen Genitalapparates liefert Sekretstoffe. Wir müssen jedoch unterscheiden zwischen Sekreten, die an ihren Bildungsstätten selbst verbleiben und solchen, die nach außen gelangen. Für die Tube ist eine Sekretion noch nicht mit Sicherheit bewiesen. Wir wissen bereits, daß die Schleimhaut des Uterus zur Zeit der Blüte des Gelbkörpers in die sekretorische Phase umgewandelt wird. Zu dieser Zeit lassen sich in der Zelle Sekretionsprodukte, die Glykogen enthalten, nachweisen. Dieses in die Drüsenlumina entleerte Sekret fließt jedoch nicht ab, sondern bleibt in den Drüsenschläuchen als Nahrung für das befruchtete Ei liegen. Im Gegensatz dazu bildet das Cervixepithel ein Sekret, das in die Scheide hinunterfließt und sie befeuchtet. Die Scheide selbst ist bei der geschlechtsreifen Frau mit einem nicht verhornten Plattenepithel ausgekleidet, das in seinem Schichtaufbau dem der äußeren Haut entspricht. Sezernierende Drüsen kommen in diesem Epithelverband nicht vor. Jedoch bildet der Plattenepithelbelag einen spärlichen, weißlichen, krümeligen Scheideninhalt.

Genau so wie das gesamte Genitale vor der Pubertät und besonders nach der Pubertät seine letzte Ausreifung erfährt, so bildet sich auch das Scheidenepithel um. Der Plattenepithelbelag wird derber, die Intercellularspalten werden kleiner. Während beim Kleinkind und Säugling der Glykogengehalt der Scheidenepithelien außerordentlich gering ist, ist er bei der geschlechtsreifen Frau stark. Die Scheide der Säugetiere ist steril. Beim Menschen und beim Affen finden sich bei allen Schleimhäuten, die unmittelbar mit der Außenwelt in Verbindung stehen, auch in der Scheide Bakterien, die nicht pathogen sind, sondern die, wie wir gleich näher sehen werden, als Grundlage für die Abwehrvorgänge gegen pathogene Keime dienen.

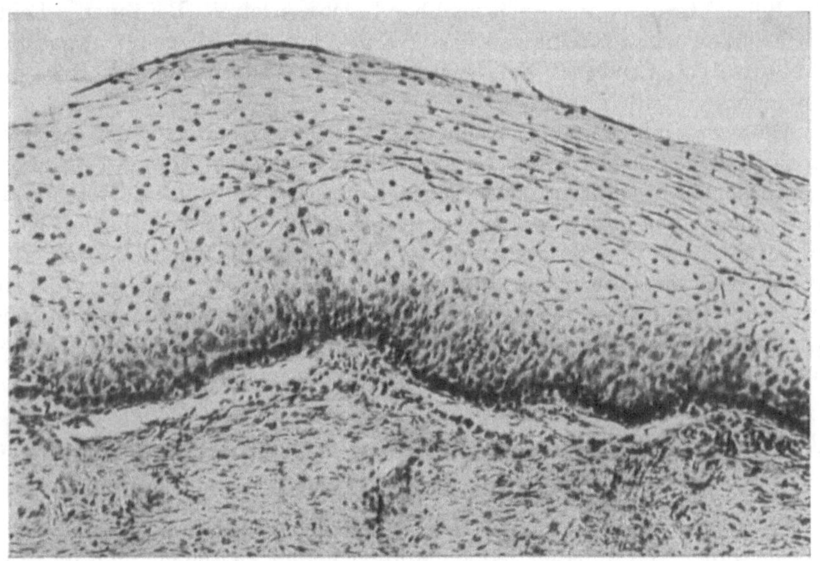

Abb. 36. Scheidenepithel = nicht verhorntes Plattenepithel.

Diese nicht pathogenen Bakterien bedingen die saure Reaktion des Scheideninhalts der geschlechtsreifen Frau.

3 Punkte sind also als wesentlich in der Biologie der Vagina hervorzuheben: 1. der normale Bakteriengehalt der Scheide, 2. der Glykogengehalt der Scheidenepithelien, 3. die saure Reaktion des Scheideninhalts.

Wie jedes Epithel, so befindet sich auch das Scheidenepithel in dauernder Regeneration. Diese Regeneration tritt in verstärktem Maße mit der Pubertät ein und wird für die Dauer der Geschlechtsreife durch die Ovarialhormone unterhalten. Es gehen die oberflächlichsten Epithelschichten zugrunde. Damit zerfallen die einzelnen Epithelzellen, wodurch der bereits erwähnte krümelige, weiße Scheideninhalt zustande kommt, der mit Cervixsekret vermischt ist. Die Epithelien der Scheidenwand, wie auch die von ihr abgestoßenen Zellen, enthalten große Mengen

Glykogen, das nach Zugrundegehen der Zellen durch fermentative Prozesse in Traubenzucker und Malzzucker aufgespalten wird. Die Fermente stammen nur zum geringen Teil aus den Epithelzellen selbst, da sie ja sonst zu einem Glykogenzerfall in der Zelle führen würden. In der Hauptsache werden sie gebildet von den Keimen, die die Scheide normalerweise enthält. Hier sind in erster Linie die DÖDERLEIN*schen Milchsäurestäbchen* zu nennen. Diese Bakterien bilden, wie ihr Name bereits sagt, Milchsäure. Sie finden in einem sauren Milieu die besten Lebensbedingungen. Der Glykogengehalt der Scheidenepithelien und ihre Besiedelung mit diesen Milchsäurestäbchen sind also die Voraussetzung für die saure Reaktion der Scheide. Der Scheideninhalt entspricht in seinem Säuregrad ungefähr einer 0,5%igen Milchsäurelösung, was einem p_H von 4 gleichkommt. Ist zu wenig Glykogen vorhanden oder ist die physiologische Bakterienbesiedelung nicht ausreichend, dann reagiert der Scheideninhalt weniger sauer.

Mit Hilfe dieses Schutzes vermag die Scheide sich eindringender oder bei der Kohabitation eingeführter Bakterien zu erwehren. Dadurch nimmt der Keimgehalt im oberen Drittel wesentlich ab, während sich in den unteren Scheidenabschnitten, auch ohne daß eine Erkrankung vorliegt, immer eine Mischflora findet, die nicht nur aus Vaginalbakterien besteht. Dieser Vorgang wird als *Selbstreinigung der Scheide* bezeichnet. Erst wenn die Selbstreinigungskraft der Scheide herabgesetzt ist, finden sich in vermehrtem Maße andere Bakterien, und vor allen Dingen treten dann im Abstrich Leukocyten vermehrt auf. Die Leukocyten kommen aus der Scheidenwand. Ihre Anwesenheit bedeutet immer, daß entzündliche Vorgänge sich abspielen und der Körper jetzt die Abwehrmaßnahmen des Gesamtorganismus zu Hilfe holt, da seine lokalen Schutzmaßnahmen ungenügend sind und nicht mehr ausreichen.

4 Reinheitsgrade des Scheideninhalts werden unterschieden (s. Abb. 37a—d):

Neben der Selbstreinigung der Scheide spielen jedoch in der Abwehr gegen ascendierende Infektionen 1. der Zustand des Scheideneinganges, 2. die Vulva, 3. das Sekret der Cervixdrüsen, 4. die morphologische Struktur des Isthmus uteri eine Rolle.

1. Der Zustand des Scheideneingangs. Bei der Virgo und auch der Mehrgebärenden mit einem tragfähigen Beckenboden ist der Scheideneingang geschlossen bzw. klafft nur geringgradig. Kommt es zu stärkerem Vorfall der Scheide, so ist die Einwanderung von Keimen erleichtert und die Reinigungskraft der Scheide herabgesetzt, da ihr unterer Anteil mit der Außenwelt unmittelbar in Verbindung steht.

2. Die Vulva. Die Vulva enthält als Sekretspender im wesentlichen die BARTHOLINIschen Drüsen, die ein schleimiges, alkalisch reagierendes Sekret produzieren, durch das die Vulva befeuchtet wird. Dieser Sekretbildung kommt zwar keine Spülwirkung zu, aber sie wird wirksam durch ihre chemische Reaktion, die wie das Sekret der Cervixdrüsen alkalisch ist.

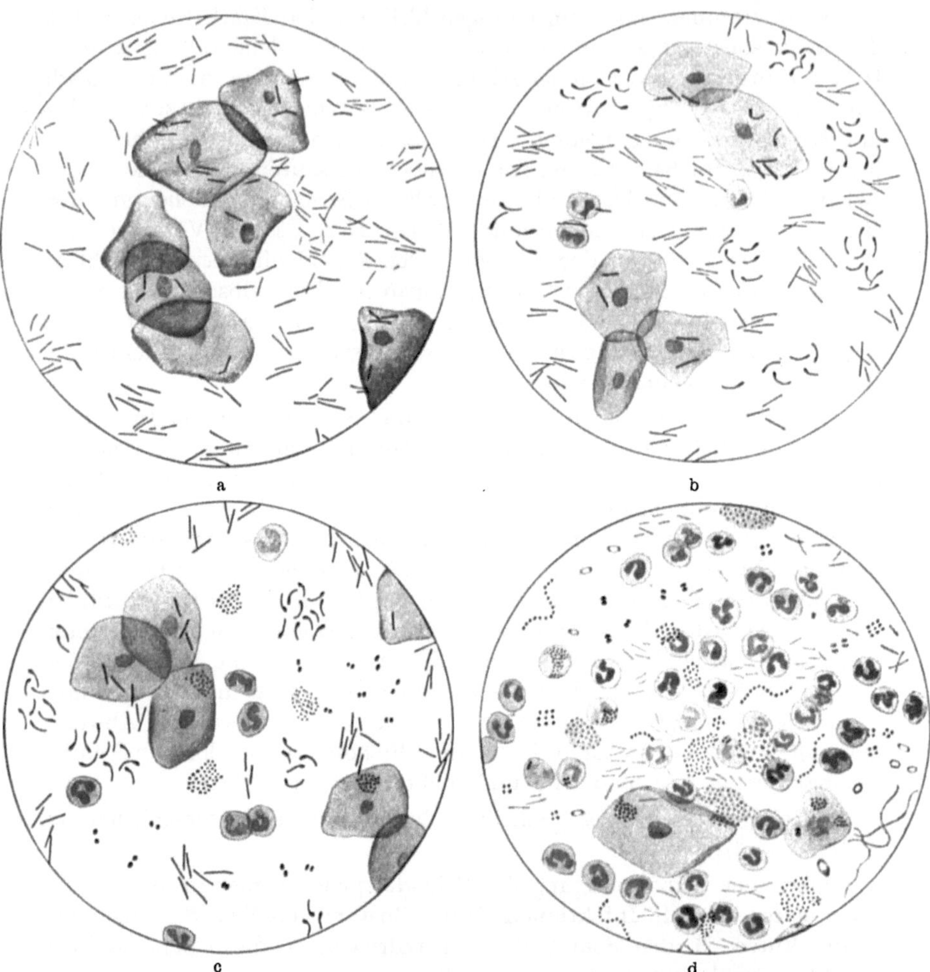

Abb. 37a—d. a Vaginalbacillen und Epithelien = R. Gr. I. b Vaginalbacillen. Epithelien, Kommabacillen, vereinzelt Leukocyten = R. Gr. II. c Nur noch mäßig Vaginalbacillen und Epithelien, reichlich Kommabacillen, grampositive und gramnegative Kokken, vermehrt Leukocyten = R. Gr. III. d Massenhaft Leukocyten, grampositive und gramnegative Kokken, Sarcine, Trichomonaden, ganz vereinzelt Epithelien, keine Vaginalbacillen mehr = R. Gr. IV.

3. Das Sekret der Cervixdrüsen. Die Cervixdrüsen bilden ebenfalls ein alkalisch reagierendes Sekret, das in das hintere Scheidengewölbe hineinfließt und dort von dem sauren Sekret der Scheide neutralisiert wird.

4. Die morphologische Struktur des Isthmus. Sind pathogene Keime über den Cervixkanal hinaus vorgedrungen, was normalerweise überhaupt nicht vorkommt, so treffen sie auf den Isthmus uteri, der nur mit einem niedrigen, drüsenarmen Epithel ausgekleidet ist, und der dadurch den Keimen einen ungünstigen Nährboden und nur geringe Nistmöglichkeit bietet.

Wir sehen also, daß die chemische Reaktion in den unteren Genitalabschnitten eine wechselnde ist, und zwar folgt dem alkalisch reagierenden Sekret des Scheideneingangs, das stark saure Milieu der Vagina in ihrer gesamten Länge, während das Cervixsekret wieder alkalisch reagiert. Wir wissen aber, daß die Virulenz der Keime, d. h. ihre Pathogenität und ihre Vermehrungsmöglichkeit an eine bestimmte, und zwar für verschiedene Keime verschiedene chemische Reaktion gebunden ist. Haben Keime ihr Lebensoptimum im Alkalischen, so können sie sich zwar in der Vulva vermehren, werden aber in der Scheide abgetötet. Die wenigen pathogenen Keime, die ihr Lebensoptimum um den Neutralpunkt oder mehr im Sauren haben, finden eine Sperre in dem alkalisch reagierenden Sekret der BARTHOLINIschen Drüsen und eine zweite, chemisch sehr wirksame Sperre in dem alkalisch reagierenden Sekret des Cervicalkanals, dessen p_H um 8 liegt.

Normalerweise wird der Selbstreinigungsmechanismus der Scheide, der hauptsächlich die saure Reaktion der Scheide und den guten Abschluß des Cervicalkanals zur Voraussetzung hat, nur im Wochenbett und während der Menstruation gestört. Hier kommt es sowohl zu einer Erweiterung des Muttermundes mit Ausstoßung des KRISTELLERschen Schleimpfropfes als auch zu einer Neutralisierung des sauren Scheideninhaltes durch die desquamierte Schleimhaut und das ihr beigemischte Blut, bzw. das Lochialsekret. Sind zu dieser Zeit Keime in der Scheide vorhanden, die neben der neutralen oder alkalischen Reaktion auch noch die günstigsten Ernährungsbedingungen durch die desquamierten Epithelmassen und das Blut finden, so kann sich deren Virulenz erheblich steigern, sie können sich vermehren und zu ascendierenden, schweren Infektionen Anlaß geben.

Zur Zeit der Menstruation und im Wochenbett ist die Frau also physiologischerweise am stärksten gefährdet und ascendierende Infektionen sind dann am häufigsten.

IV. Befruchtung und Entwicklung des Eies.

Die Befruchtungsmöglichkeiten sind nicht an jedem Tag des Zyklus gleich günstig, da sie ein befruchtungsfähiges Ei zur Voraussetzung haben. Die *Ovulation*, d. h. der Follikelsprung ist beim Menschen zeitlich festgelegt. Sie erfolgt bei einer regelmäßig 28tägig menstruierenden Frau zwischen dem 14. und 16. Tag des Zyklus. Das Ei wird zwischen der 1. und 2. Reifeteilung aus dem Follikel ausgestoßen. Erst der eindringende Samenfaden wirkt als Reiz zur 2. Reifeteilung. Erfolgt nun die Befruchtung nicht und unterbleibt dadurch die Teilung, so degeneriert der in einem labilen Gleichgewichtszustand sich befindende Eikern. Da auch die Spermatozoen nur eine beschränkte Lebensdauer im weiblichen Genitale haben, sind die Möglichkeiten der Empfängnis um die Zeit des Follikelsprunges größer und nach der Menstruation wie unmittelbar vor ihr kleiner. Die Kenntnis dieser Dinge ist für die Behandlung der Unfruchtbarkeit bei fehlendem anatomischen Befund von Bedeutung. Neben einer generativen Funktion des Ovars, die speziell der Fortpflanzung dient, kommt ihm noch eine vegetative zu (R. SCHRÖDER).

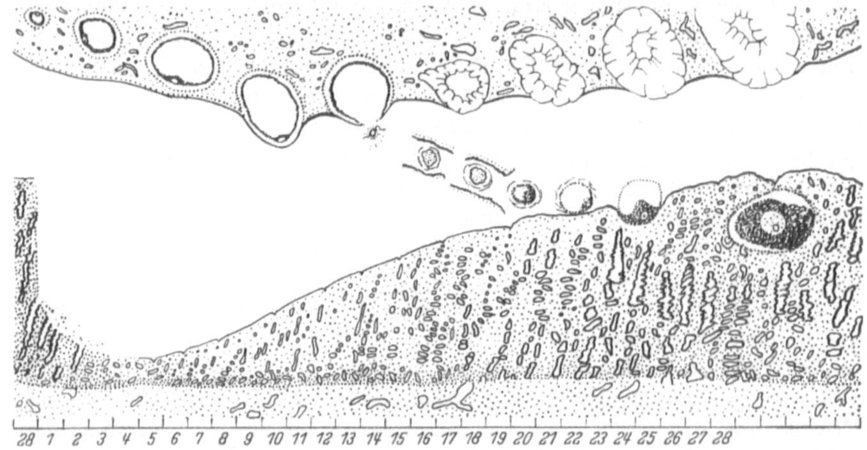

Abb. 38. Gegenüberstellung der Vorgänge im Ovar und der Uterusschleimhaut nach Befruchtung des Eies. Gleichzeitig ist der Eitransport und die Implantation in die Uterusschleimhaut dargestellt. (Nach KNAUS.)

Die Träger der vegetativen Funktion sind die zu Beginn der Geschlechtsreife in großer Zahl angelegten Follikel, von denen ja nur ein geringer Teil sich zu GRAAFschen Follikeln entwickelt, während die übrigen im Verlauf der Geschlechtsreife atresieren. Von diesen nicht ausreifenden Follikeln geht die gewebsspannungs- und wachstumsfördernde Wirkung auf Gebärmutter, Eileiter und Scheide aus; sie bedingen die Größe, den Turgor und die aktive Beugehaltung des Uterus.

Wird das Ei befruchtet, so erfolgt unmittelbar nach der Befruchtung die 2. Reifeteilung, und aus der einen Zelle ist nun das Sperm-Ovium entstanden, das zum Träger zweier Erbmassen, sowohl des Vaters wie der Mutter, geworden ist. Das Ei wird immer nur von einem Samenfaden befruchtet, die anderen gehen zugrunde. Für den Eitransport spielt, wie bereits anfangs erwähnt wurde, weniger die Flimmerung des Tubenepithels als die Tubenperistaltik eine Rolle.

A. Frühstadien der Eientwicklung.

Nach der Befruchtung, der sog. *Imprägnation*, die wahrscheinlich im ampullären Tubenteil kurze Zeit nach dem befruchtenden Geschlechtsverkehr, der sog. *Konzeption* erfolgt, schließt sich unmittelbar die erste Teilung der Eizelle an. Aus diesen beiden ersten Teilzellen werden durch mitotische Teilung 4, 8, 16, 32 .... Zellen, die alle die gleiche Menge väterlicher und mütterlicher Erbmasse enthalten.

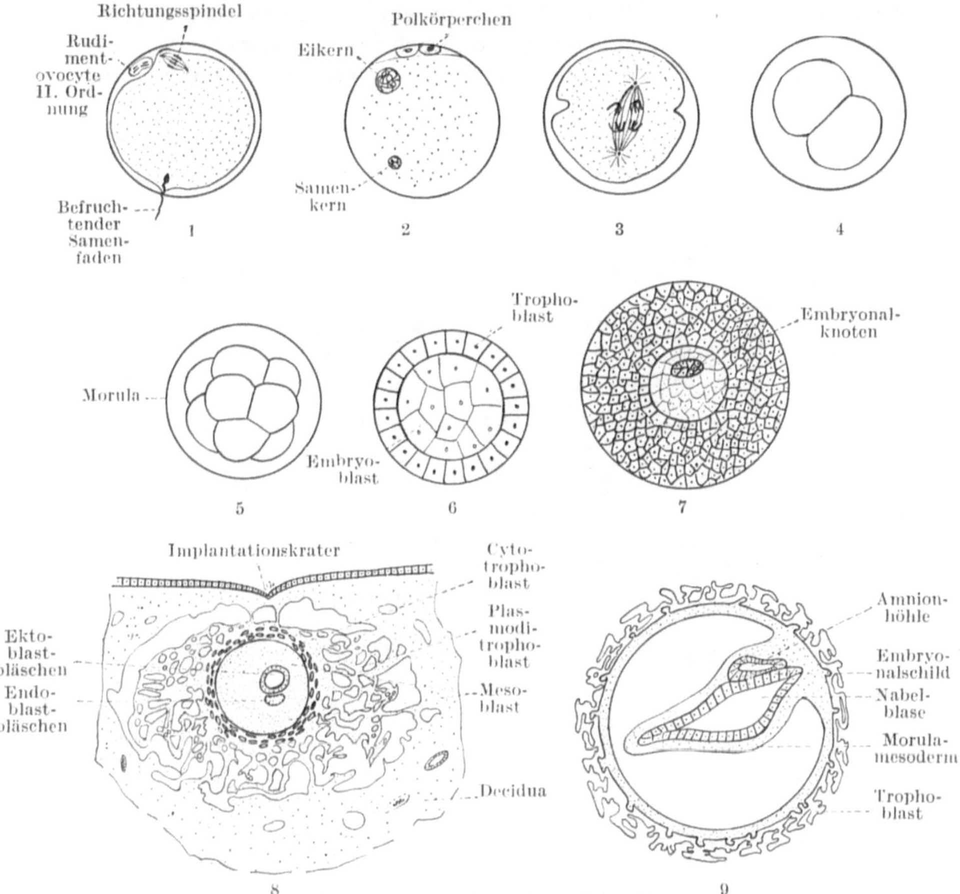

Abb. 39. Schematische Darstellung der Frühstadien der Eientwicklung.

Das stetig sich teilende Ei bleibt anfänglich an Größe gleich; denn die Zellen werden bei jeder Teilung kleiner, die Gesamtmasse bleibt unverändert. Durch die fortgesetzte Teilung entsteht ein Zellverband, der einer Maulbeere gleicht, ein Stadium, das deshalb auch als Morulastadium bezeichnet wird. Schon frühzeitig treten an diesen Zellen der Morula Unterschiede auf; die nach außen liegenden Zellen sind heller, sie gehören nicht unmittelbar zum Körper des Embryo, sondern stellen die Ernährung des Eies sicher. Dieser Trophoblast, der anfänglich nur aus einer Zellschicht besteht, wird später mehrschichtig und ist mächtig entwickelt. Er gibt die Voraussetzung für die Einbettung *(Implantation)* des Eies in die Uterusschleimhaut. Mit Hilfe der äußeren Zellschicht, und mit Hilfe der von ihr abgesonderten proteolytischen Fermente, dringt das Ei in die Uterusschleimhaut ein. Antitryptische Fermente der Uterusschleimhaut sorgen dafür, daß sich das Ei in der oberflächlichen Compactaschicht einnistet und nicht in die tieferen Schichten der Spongiosa eindringt.

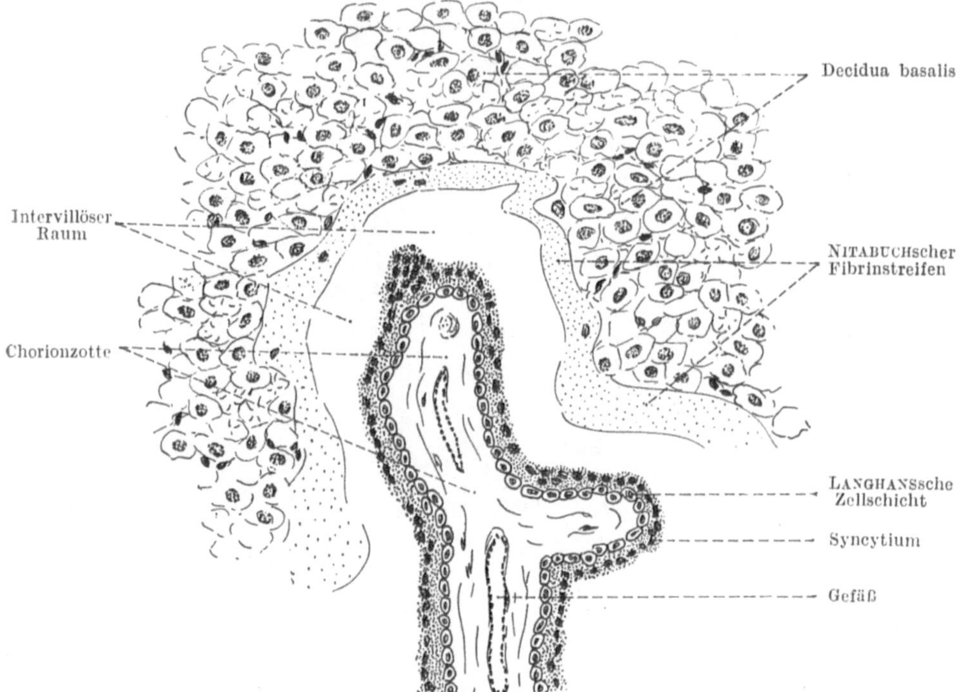

Abb. 40. Schematische Darstellung einer Chorionzotte mit intervillösem Raum und Decidua.

Zuerst bildet sich an der Stelle, wo das Ei liegt, eine Grube, der sog. Einbettungskrater, der nach tieferem Eindringen des Eies durch einen Pfropf verschlossen wird. Das Ei liegt jetzt allseitig umgeben von mütterlichem Gewebe in der Uterusschleimhaut. Die Zellen des Trophoblasten verschmelzen zu einer einheitlichen, vielkernigen Plasmamasse, dem Syncytium, Trophoblaststränge, die sich netzartig verbinden, in das mütterliche Gewebe vordringen und es zur Auflösung bringen, entnehmen aus ihm Nahrungsbestandteile. Das Bindegewebe der Zotten ist von 2 Zellschichten bedeckt, der LANGHANSschen Zellschicht und dem Syncytium. An der Berührungsstelle zwischen Chorionepithel (Syncytium und LANGHANSsche Zellschicht) und der Decidua entsteht durch das

Zusammentreffen der kindlichen und mütterlichen Eiweißstoffe eine Gerinnungsnekrose, die als NITABUCHscher Fibrinstreifen bezeichnet wird. Zwischen den Zotten zirkuliert mütterliches Blut.

Die Zellen im Inneren der Eianlage bleiben im Gegensatz zu der frühzeitigen Entwicklung des Trophoblasten noch mehrere Tage undifferenziert. Erst wenn durch die Einnistung, durch die Zufuhr der mütterlichen Stoffe, die Ernährung des Eies gesichert ist, beginnt in der Embryonalanlage die Differenzierung. Zuerst bildet sich in ihm ein dichter, gut abgegrenzter Zellknoten, der Embryonalknoten. Dieser Embryonalknoten bleibt nur kurze Zeit bestehen und teilt sich bald in zwei flüssigkeitshaltige Hohlräume, die Amnionblase und die Dottersack- oder Nabelblase. Die ursprünglich runden Bläschen platten sich ab, so daß ein größerer Bezirk entsteht, in dem beide sich berühren (s. Abb. 39). Aus diesem schildförmigen Bezirk, der als Embryonalschild bezeichnet wird, entwickelt sich der Embryo. Neben dem vorher erwähnten Embryonalknoten finden sich noch undifferenzierte Zellen, die zwischen Embryonalknoten und Trophoblast gelegen sind und das Mesoderm ausmachen. Dieses wird in seiner Struktur mit dem Wachstum der Morula lockerer, und es bilden sich zuerst mehrere kleinere, dann eine einheitliche große Höhle. Nur dort, wo die Amnion- und Dottersackblase dem Trophoblasten am nächsten liegen, bleibt eine mesodermale Brücke, der Haftstiel, vorhanden. Ebenso wie die beiden Bläschen mit Mesoderm überzogen sind, so dringt jetzt auch das Mesoderm in die Trophoblastzotten ein, und die jetzt aus Mesoderm und Trophoblast bestehende Hülle der Embryonalanlage wird als *Chorion* bezeichnet.

B. Die Umwandlung der Uterusschleimhaut und die Differenzierung der Decidua.

Bereits während der letzten Zeit der Sekretionsphase ist die Uterusschleimhaut wesentlich lockerer geworden (prägravide Umwandlung der Uterusschleimhaut). Die Bindegewebszellen des Stratum compactum sind fast viereckig mit großen Kernen, die sich zuerst unmittelbar um das Ei herum, später aber in der ganzen Schleimhaut finden (deciduale Umwandlung, s. Abb. 40). Diese deciduale Umwandlung findet sich auch in Fällen von ektopischer Schwangerschaft, d. h. dann, wenn das Ei sich außerhalb des Uterus implantiert hat. Die Decidua ist bei ihrer Ausstoßung ein wichtiges diagnostisches Merkmal für eine ektopische Schwangerschaft, die der Operation bedarf.

Nach der Nidation teilt sich die Decidua in 3 Abschnitte auf. An der Implantationsstelle selbst überzieht die Decidua, die sich nach der Einnistung des Eies über ihm wieder geschlossen hat, kapselartig das Eibett und wird deshalb als *Decidua capsularis* bezeichnet. Zwischen dem unteren Pol des Eies und der Uterusmuskulatur liegt die Decidua *basalis*, während die Schleimhaut, die die anderen Teile der Uterushöhle umgibt, Decidua *vera* genannt wird.

Das Ei wächst bei seiner Vergrößerung nach der Seite, dringt weiter in die Decidua vera ein, wodurch Basalis und Capsularis zunehmen.

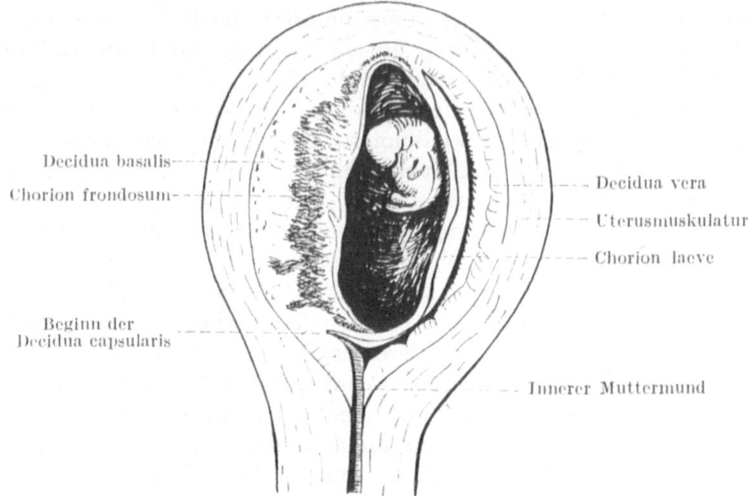

Abb. 41. Schwangerschaft, 3. Monat. Frontalschnitt durch den Uterus und das Ei. Das Lumen des Uterus ist von dem Ei noch nicht völlig ausgefüllt.

Während die Basalis mit den Gefäßen der Uteruswand in Verbindung steht, wird die Capsularis gefäßärmer, außerdem durch die Wachstumsvorgänge passiv gedehnt und deshalb wesentlich dünner.

Zu Beginn des 4. Monats füllt das Ei die Uterushöhle aus, Capsularis und Vera der gegenüberliegenden Uteruswand verschmelzen, die Uterushöhle verschwindet.

C. Differenzierung des Chorions und Entwicklung der Placenta.

Gleichzeitig hat das Chorion, das ursprünglich gleichmäßig über die Oberfläche des Eies verteilt war, wodurch das Ei seine typische Puderquastenform erhielt, weitgehende Veränderungen erfahren.

Die Zotten des Chorions, die in der Decidua basalis besonders günstige Ernährungsbedingungen finden, wuchern stark, während die der Capsularis zugewandten Zotten atrophieren. Im 3. Monat der Schwangerschaft ist diese Entwicklung abgeschlossen, und man unterscheidet das stark entwickelte, nach der Basalis zu gelegene *Chorion frondosum* und das nackte Chorion *laeve*, auf dem die Zotten sich fast völlig zurückgebildet haben.

Während dieser Phase ist das Corpus luteum, das die ersten 4 Monate der Gravidität bestehen bleibt, die Beschützerin der Schwangerschaft.

Etwa 14 Tage nach der Befruchtung werden große Mengen von Hypophysenvorderlappenhormon im Urin der Frühschwangeren ausgeschieden, ein Vorgang, auf dem die biologische Mäusereaktion zur Diagnose der Frühschwangerschaft beruht. Das Chorion frondosum verfilzt immer inniger mit der Decidua basalis und bildet schließlich ein einheitliches Organ, die Placenta, die also aus kindlichen Zellelementen (Zotten) aber auch aus mütterlichem Gewebe (Decidua basalis) besteht. Zu dieser Zeit erfolgt auch der Einbruch der Zotten nicht nur in die Compacta, sondern auch in die Spongiosa. Zwischen den einzelnen Chorionzotten zirkuliert mütterliches Blut, das aus den eröffneten Deciduagefäßen kommt, und so bildet sich ein intervillöser Raum (Villa = Zotte), in den die Zotten hineinragen.

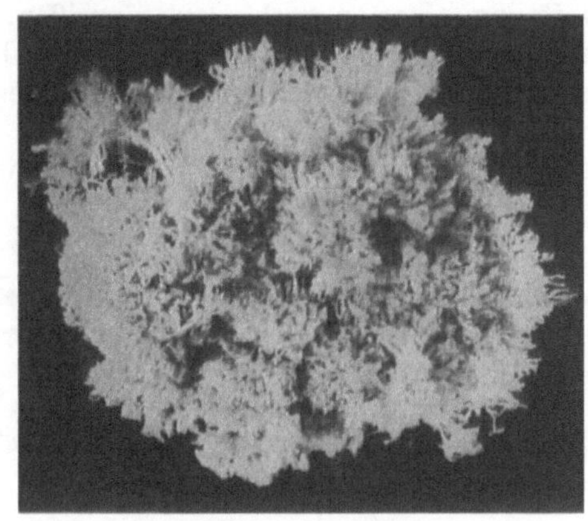

Abb. 42. Ei in Puderquastenform, Chorion noch nicht differenziert. 2. Monat.

Nach der Uteruswand zu folgt die Spongiosa, in die das Chorion mit sog. Haftzotten verankert ist. In dieser Schicht erfolgt später die Ablösung der Placenta, die normalerweise an der Vorder- oder Hinterwand des Corpus uteri sitzt und bei der Geburt 500 g wiegt. Man unterscheidet an ihr 2 Flächen, die fetale, die vom Amnion überzogen wird, und die mütterliche Fläche, die von der Decidua compacta überzogen ist und an der sich Kotyledonen, die den Zottenbäumen entsprechen, unterscheiden lassen.

Von den Eihäuten liegt dem Feten das Amnion am nächsten. Es ist eine dünne gefäßlose Membran, die das Chorion und die fetale Fläche der Placenta bedeckt. In der ersten Hälfte der Schwangerschaft ist Chorion und Amnion getrennt, in der zweiten Hälfte der Schwangerschaft sind sie scheinbar zu einer Einheit verschmolzen. Sie lassen sich jedoch

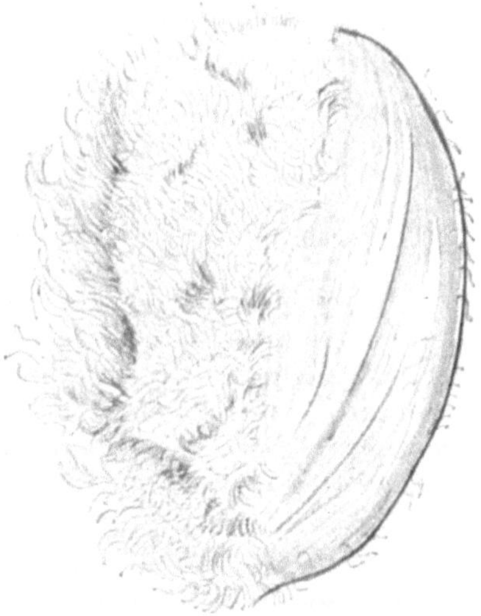

Abb. 43. Differenzierung in Chorion frondosum und laeve. 3. Monat. Das Chorion ist fast zur Hälfte zottenlos (Chorion laeve).

auch noch nach der Geburt ohne Schwierigkeit voneinander abziehen, wobei das Amnion sich auffasert, da bindegewebige Stränge, die es mit dem Chorion verbinden, einreißen. Das Chorion frondosum bildet sich zur Placenta um, die als Chorion benannte Eihaut entspricht ausschließlich dem zottenfreien Chorion laeve. Die ursprünglich im Chorion vorhandenen Gefäße sind durch den Wachstumsdruck des Eies geschwunden, so daß ebenso im Chorion wie auch im Amnion gegen Ende

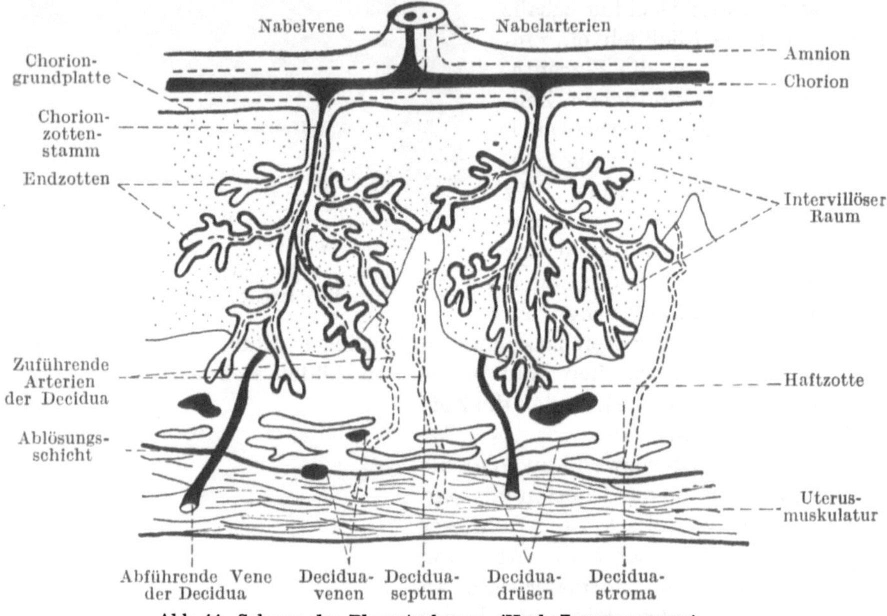

Abb. 44. Schema des Placentarbaues. (Nach ZANGEMEISTER.)

der Schwangerschaft Gefäße sich nicht mehr nachweisen lassen. Die zuerst kubischen Epithelzellen des Chorion laeve bilden sich gegen Ende der Schwangerschaft zurück, und auch die Drüsen der dem Ei gegenüberliegenden Uterusschleimhaut bilden sich soweit zurück, daß eine Abgrenzung gegen das zottenfreie Chorion laeve nur noch mikroskopisch möglich ist. Die Placenta dient hauptsächlich der Ernährung der Frucht. Sie sorgt nicht nur für die Sauerstoffzufuhr, die in der Nabelschnurvene von der Placenta zum Feten erfolgt, sondern bewirkt auch die Aufspaltung der Nährstoffe in einer für den Feten direkt assimilierbaren Form. Durch die 2 Nabelschnurarterien werden die Endprodukte des fetalen Stoffwechsels wieder zur Placenta zurückgeführt. Bei intaktem Zottenapparat ist kindliches und mütterliches Blut scharf voneinander getrennt und eine direkte Kommunikation besteht nicht (s. Abb. 44).

In den ersten beiden Monaten der Schwangerschaft ist der Trophoblast wesentlich größer als die Anlage des Embryo. Erst zu Ende des 3. Monats übertrifft das Gewicht der Frucht, das Gewicht des Trophoblasten, und die Proportionen ändern sich derart, daß am Ende der Schwangerschaft das Gewicht der Placenta $^1/_6$ der Frucht ausmacht (3000—3300 g = Gewicht des reifen Kindes, 500 bis 600 g = Gewicht der Placenta). Mit dem Wachstum der kleinen Embryonalanlage werden auch die Organanlagen fortschreitend differenziert. Es kommt zu einem mit Flüssigkeit gefüllten Hohlraum *(Amnionhöhle)*, der den Embryo völlig umgibt.

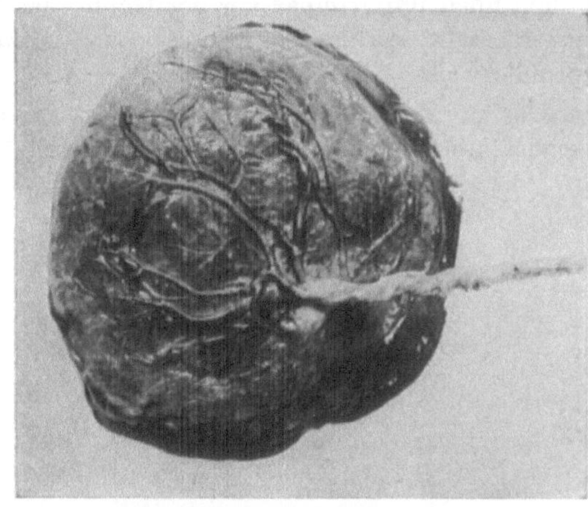

Abb. 45. Placenta mit Nabelschnur, fetale Fläche.

Die Amnionhöhle ist mit Fruchtwasser gefüllt, das hauptsächlich aus fetalem Transsudat besteht, an dessen Bildung das Amnionepithel maßgeblich beteiligt ist. Zwischen Fet und Fruchtwasser findet ein reger Austausch statt. Der Fet entleert in der 2. Hälfte der Schwangerschaft in das Fruchtwasser Urin und trinkt auch, was durch neuere Röntgenuntersuchungen festgestellt ist, das Fruchtwasser; denn in den Amnionsack eingespritzte Kontrastflüssigkeit ließ sich bei Unterbrechung einer Schwangerschaft auch im Magen-Darmkanal des Feten nachweisen. Ja es erfolgt sogar eine Fruchtwasseraspiration, die mit derselben Methode nachgewiesen werden konnte. Das Fruchtwasser ist zu Beginn der Schwangerschaft hell, gegen Ende der Schwangerschaft dadurch getrübt, daß Epithelzellen, Lanugohärchen und Hauttalg (Vernix caseosa) beigemischt sind. In der Mitte der Schwangerschaft schwimmt der Fet frei im Fruchtwasser und führt dadurch dauernde Änderungen seiner Lage durch. Gegen Ende der Schwangerschaft nimmt das Fruchtwasser im Verhältnis zur Größenzunahme des Feten wieder ab, so daß

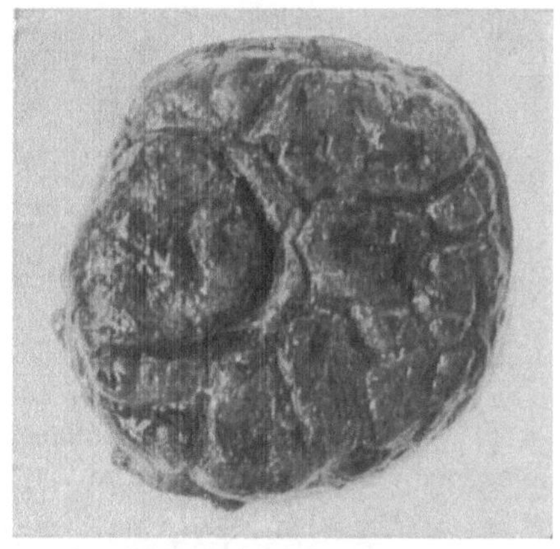

Abb. 46. Placenta, mütterliche Fläche. Die Kotyledonen, die den Zottenbäumen entsprechen, sind voneinander abgegrenzt.

dadurch die Lage des Kindes stärker fixiert wird, aber selbst Wendungen vom Kopf auf den Steiß und umgekehrt konnten in seltenen Fällen noch unmittelbar vor der Geburt beobachtet und röntgenologisch sichergestellt werden. Um diese Zeit beträgt die Fruchtwassermenge normalerweise 1 l.

Der normale Sitz der Placenta ist im Corpus uteri; Isthmus und Cervicalkanal bleiben von ihr frei. Sie sitzt meist an der Vorder- oder

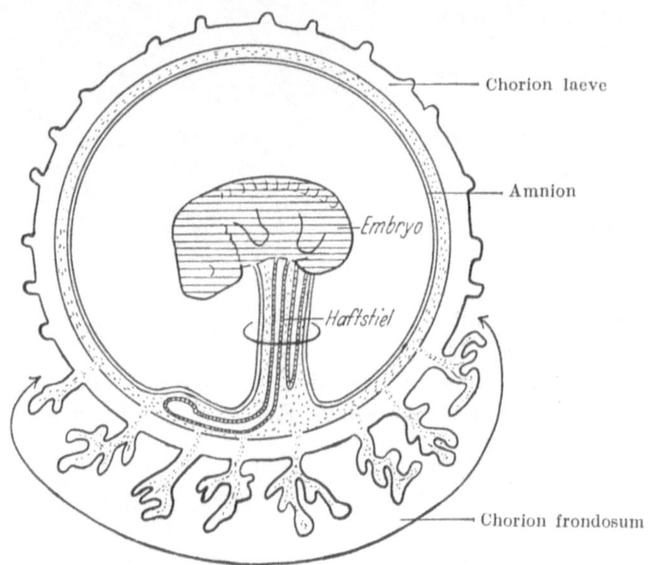

Abb. 47. Schematische Darstellung der Amnionhöhle (nach CORNING). Differenzierung in Chorion frondosum und laeve. Der Haftstiel hat sich zur Nabelschnur umgebildet.

Hinterwand, was sich besonders bei Schnittentbindungen durch den Verlauf der Ligg. rotunda deutlich zeigt: Sitzt die Placenta an der Hinterwand, dann kann man die Ligg. rotunda, deren Ansatzstellen dadurch mehr zusammenrücken und mehr nach vorn zu liegen kommen, deutlich sehen, während bei Sitz der Placenta an der Vorderfläche, die Ligg. mehr nach hinten gelegen sind.

D. Nabelschnur und fetaler Kreislauf.

Die Nabelschnur ist im allgemeinen 50—60 cm lang, sie enthält 2 Arterien, Arteriae umbilicales, die venöses Blut und eine Vene, die arterielles Blut führt.

Die Gefäße werden von embryonalem Bindegewebe, der sog. WHARTONschen Sulze, umgeben, die an manchen Stellen sich verdickt und so zur Bildung von sog. falschen Knoten führt, die auch durch Gefäßknäuelungen zustande kommen können.

Die Nabelvene führt sauerstoffhaltiges Blut, das in der Placenta arterialisiert worden ist. Sie teilt sich nach Eintritt in den Nabel in 2 Äste, von denen der eine unmittelbar zur Leber verläuft, während der andere als Ductus venosus Arantii direkt in die untere Hohlvene einmündet. Etwas oberhalb der Einmündungsstelle des ARANTIschen Ductus ergießt sich auch das Blut aus der Leber, das sich vorher in der Lebervene gesammelt hat, in die untere Hohlvene. Bereits hier erfolgt eine Durchmischung mit venösem Blut, denn gleichfalls münden in die Vena cava die aus der Peripherie, d. h. die aus dem Becken und den Beinen stammenden Gefäße. Bei der Einmündung in den rechten Vorhof, führt die Hohlvene nicht mehr rein arterielles Blut, sondern bereits sauerstoffärmeres, das sich hier mit dem rein venösen Blut aus der oberen Hohlvene vermischt.

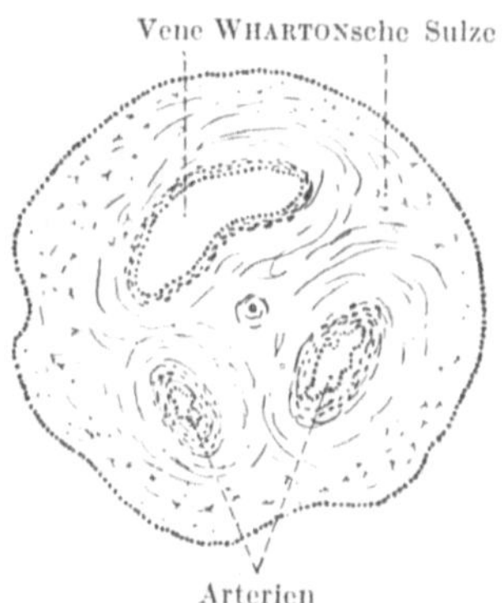

Abb. 48. Querschnitt durch die Nabelschnur.

Beim fetalen Kreislauf fließt das Blut vom rechten Vorhof nicht weiter in den rechten Ventrikel, sondern durch das offene Foramen ovale, das sich zwischen beiden Vorhöfen findet, direkt zum linken Vorhof hin. Das Blut, das aus der oberen Hohlvene kommt, fließt jedoch vom rechten Vorhof in die rechte Kammer und auf dem Weg der Arteria pulmonalis zur Lunge. Die Umleitung vom rechten zum linken Vorhof bewirkt eine beim Feten stark ausgebildete Falte, die als Klappe wirkt, die Valvula Eustachii (Valvula venae cavae caudalis). In den linken Vorhof münden noch die Venen ein, die aus der Lunge kommen. Die Kontraktion der beiden Ventrikel bewirkt das Ausströmen des Blutes vom linken Ventrikel in die Aorta und vom rechten Ventrikel in die Arteria pulmonalis. Die beiden Gefäße sind, bevor das Blut der Arteria pulmonalis in die Lunge gelangt, am Ende des Aortenbogens durch den

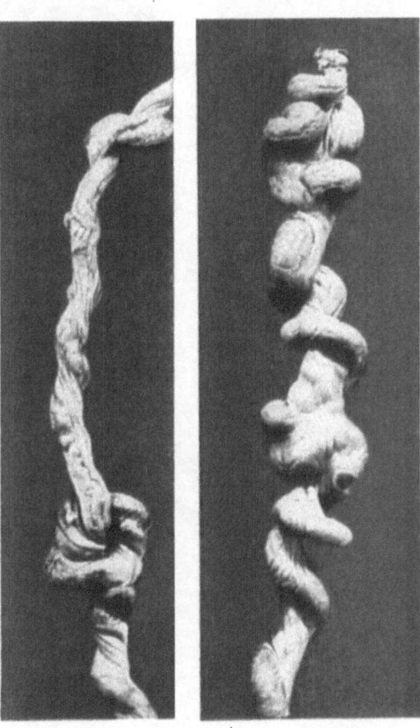

Abb. 49a und b. a Echter Nabelschnurknoten, b stark torquierte Nabelschnur mit falschen Knoten.

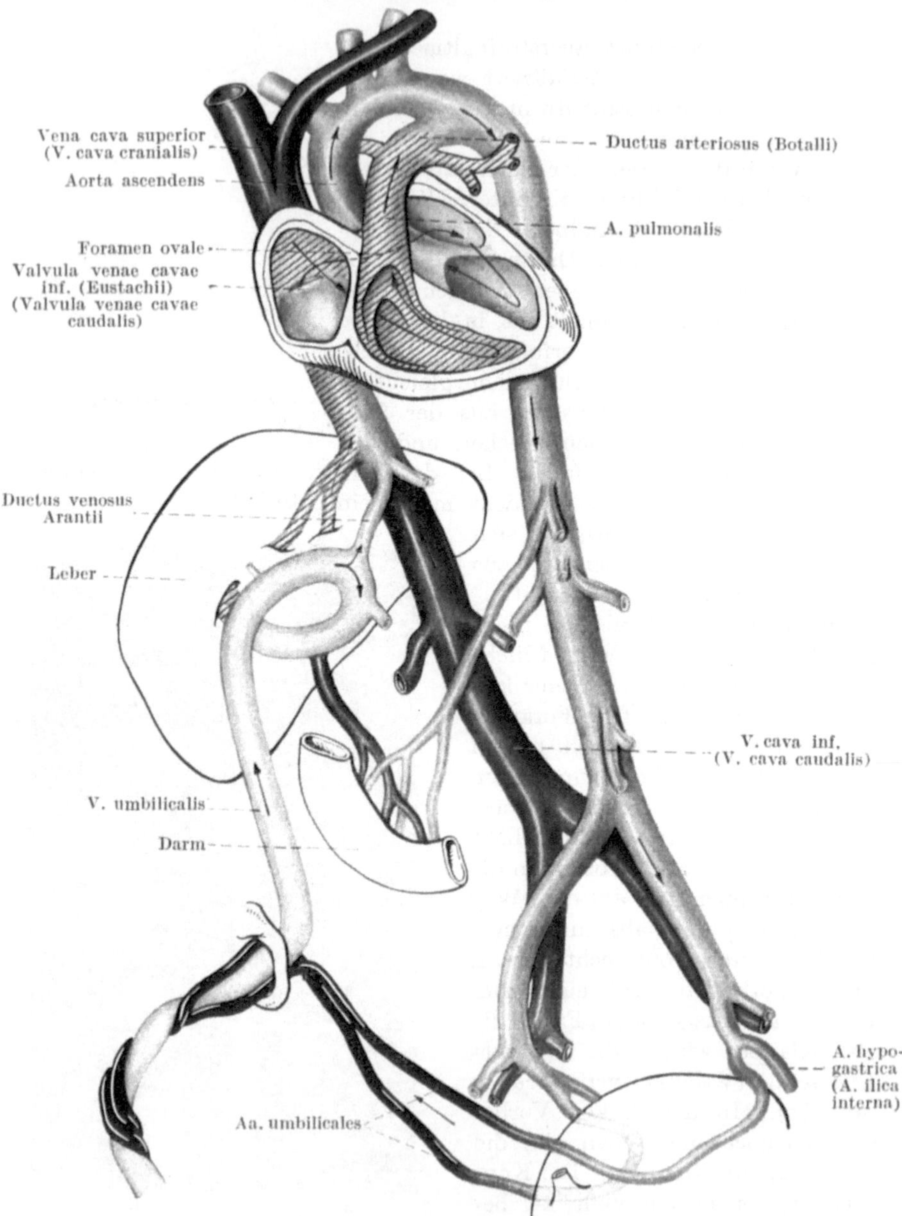

Abb. 50. Fetaler Kreislauf.

Ductus arteriosus Botalli verbunden, was zur Folge hat, daß der größte Teil des aus der Arteria pulmonalis stammenden Blutes in die Aorta fließt. Jedoch bevor der Sauerstoffgehalt des in die Aorta fließenden

Blutes durch das venöse Blut der Arteria pulmonalis weiter verringert wird, gehen vorher noch Anonyma, Carotis communis sinistra und Subclavia sinistra ab, wodurch die oberen Extremitäten, der Kopf und das Gehirn besser gestellt werden als die unteren Extremitäten, die bereits stark durchmischtes Blut nach Einmündung des Ductus Botalli erhalten.

Von der Arteria hypogastrica (A. ilica interna), die aus der Arteria ilica communis entspringt, fließt ein Teil nach den unteren Extremitäten, um dort auch die letzten Sauerstoffreste abzugeben, während der andere Teil durch die stark entwickelten Umbilicalarterien zur Placenta zurückgeführt und dort neu arterialisiert wird. Diese Umbilicalgefäße ziehen an der vorderen Bauchwand zum Nabel nach oben, passieren den Nabel und zweigen sich im Bereich der Zotten auf. Durch den verschieden starken Sauerstoffgehalt, den die einzelnen Organe und Körperabschnitte bekommen, lassen sich auch die Unterschiede in der Größe und Schnelligkeit ihrer Differenzierung erklären. Das sauerstoffreichste Blut erhält die Leber, die beim Neugeborenen $^1/_3$ des gesamten Körpergewichts ausmacht. Kopf und obere Extremitäten werden besser versorgt als die unteren. Nach Ausstoßung der Placenta unter der Geburt und nach Abnabelung obliterieren die Nabelgefäße und mit ihnen der Ductus venosus Arantii. Nach Einsetzen der Lungenatmung wird durch Ventilverschluß das Foramen ovale normalerweise geschlossen, die Valvula Eustachii bildet sich ebenfalls zurück, gleichzeitig obliterieren der Ductus arteriosus Botalli, der bisher die Verbindung zwischen der Arteria pulmonalis und der Aorta sicherstellte, der Ductus venosus Arantii und die Umbilicalgefäße.

In der zweiten Hälfte der Schwangerschaft ist die Herzfunktion des Feten auch auskultatorisch nachweisbar. Bei geeigneten Untersuchungsbedingungen ist sie vom 5.—6. Monat an zuerst in Einzeltönen wahrnehmbar. Sie sind bei normaler Lage des Kindes um so deutlicher, je mehr sich die Schwangerschaft ihrem Endpunkt nähert, und zwar dann als zwei kurze, gleich lange und gleich starke Doppeltöne, deren Frequenz 140 Schläge in der Minute beträgt. Sie sind also von dem normalen mütterlichen Puls deutlich zu unterscheiden.

Die Zahl der roten Blutkörperchen ist wesentlich höher als bei Erwachsenen und beträgt über 6 Millionen. Während der physiologischen Gewichtsabnahme des Neugeborenen steigt die Zahl mitunter noch weiter an. Auch der Hämoglobingehalt, der ja normalerweise mit den Erythrocytenwerten parallel geht, ist erhöht und liegt nach Autenrieth über 110%. Die hohe Frequenz der kindlichen Herztöne, der hohe Erythrocyten- und Hämoglobingehalt des kindlichen Blutes sind als Kompensationserscheinungen aufzufassen. Denn während des gesamten intrauterinen Lebens besteht ein relativer Sauerstoffmangel, der bei dem starken Sauerstoffbedarf des schnell wachsenden Gewebes nur ausgeglichen werden kann durch eine Vermehrung der Sauerstoffträger und eine Beschleunigung der Blutumlaufzeit, die in der Erythrocytenvermehrung und der Beschleunigung der systolischen Kontraktionen des Herzmuskels ihren Ausdruck findet.

E. Die wesentlichen Stadien in der Entwicklung des Feten und die Zeichen der Reife.

Die Embryonalanlage, die zuerst im Verhältnis zum Trophoblasten klein ist, nimmt sehr rasch an Größe zu. Die durchschnittliche Kindeslänge kann man sich an Hand folgenden Schemas merken:

Ende des	1.	Monats (post menstruationem)	1 mm
„ „	2.	„ „ „	2×2= 4 cm
„ „	3.	„ „ „	3×3= 9 cm
„ „	4.	„ „ „	4×4=16 cm
„ „	5.	„ „ „	5×5=25 cm
„ „	6.	„ „ „	6×5=30 cm
„ „	7.	„ „ „	7×5=35 cm
„ „	8.	„ „ „	8×5=40 cm
„ „	9.	„ „ „	9×5=45 cm
„ „	10.	„ „ „	10×5=50 cm

Die Gewichtszunahme hält mit der Längenzunahme nicht Schritt. Erst gegen Ende der Schwangerschaft erfolgt eine erhebliche Gewichtszunahme.

In der Entwicklung des Feten ist besonders wichtig, daß im 2. Monat die fetale Herztätigkeit beginnt, im 4. Monat die äußeren Geschlechtsteile sich differenzieren, vom 5. Monat ab lassen sich Herztöne schon auskultatorisch nachweisen, und im 7. Schwangerschaftsmonat erreicht der Fet am Ende der 28. Schwangerschaftswoche die Frühreife, so daß wir von diesem Zeitpunkt an bei einem Fruchtabgang nicht mehr von einem *Abortus*, sondern von einem *Partus praematurus* sprechen. Es gelingt manchmal, solche Früchte, die eine besonders sorgfältige Pflege erfordern, am Leben zu erhalten. Die eigentlichen Zeichen der Reife deuten sich im 9. Schwangerschaftsmonat an und prägen sich im 10. Monat der Schwangerschaft deutlich aus.

Als *Zeichen der Reife* gelten ein Gewicht von 3000—3300 g, eine Länge von 49—52 cm. Das Unterhautfettgewebe ist reichlich entwickelt, die Haut dadurch nicht mehr faltig. Die Hautfarbe ist im Gegensatz zu unreifen Früchten nicht mehr hochrot, sondern blaßrosa. Die Lanugobehaarung ist nur noch an den Schultern, Oberarmen und am oberen Teil des Rückens zu finden. Die Kopfhaare sind mindestens 2 cm lang. Verstopfte Talgdrüsen sind nur noch auf der Haut der Nase und überschreiten nicht die Nasolabialfalten (KÜSTNERsches Reifezeichen). Weiterhin sind die Umfänge und Durchmesser von wesentlicher Bedeutung. So haben die Kopfdurchmesser folgende Maße:

Bitemporaler Durchmesser	8 cm
Biparietaler Durchmesser	9,25 cm
Frontooccipitaler Durchmesser	12 cm
Mentooccipitaler Durchmesser	13,5 cm
Suboccipitobregmatikaler Durchmesser . . .	9,5 cm
(Bregma = Fontanelle)	

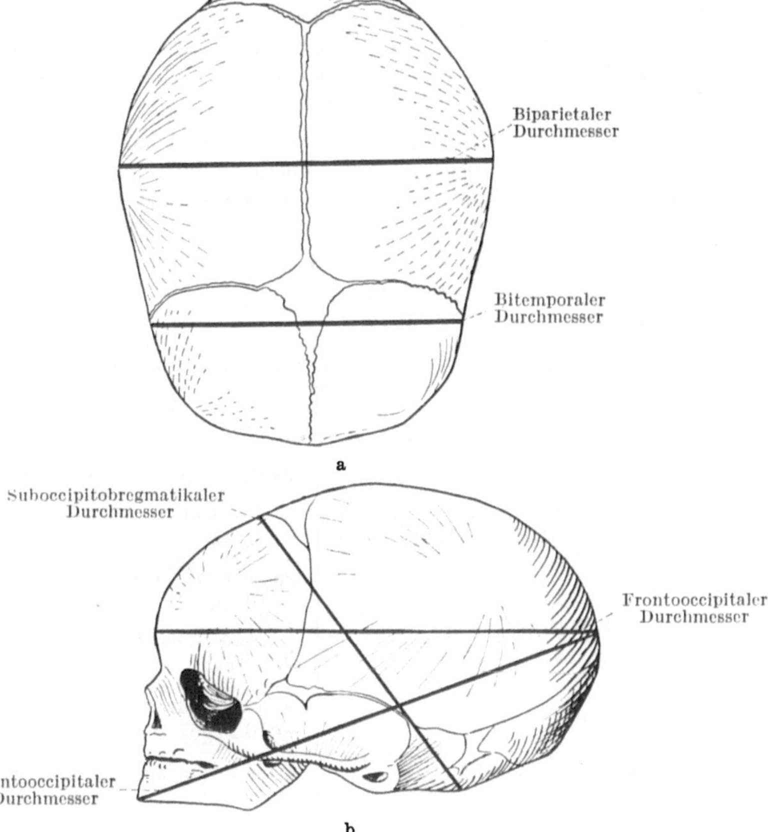

Abb. 51a und b. a Querdurchmesser, b Längsdurchmesser des kindlichen Schädels.

Die Fingernägel überragen die Fingerkuppen, die Zehennägel ragen bis an die Zehenkuppen. Bei Knaben ist der Descensus der Hoden vollendet, sie sind beiderseits im Scrotum fühlbar. Bei Mädchen werden die kleinen Schamlippen von den großen bedeckt. Während die Zeichen der Reife an bestimmte körperliche Merkmale gebunden sind, ist die Frage, ob ein Kind ausgetragen ist oder nicht, ein rein zeitlicher Begriff. Je nach der Gunst oder Ungunst der intrauterinen Fruchtentwicklung, die von der Funktion und dem Zustand der Placenta weitgehend abhängig ist, finden sich ausgetragene Kinder, die nicht als völlig reif bezeichnet werden können, während es umgekehrt reife Kinder gibt, die nicht die normal lange Zeit getragen worden sind.

F. Gesetzliche Empfängniszeit.

Die *Tragzeit* beim Menschen beträgt vom 1. Tag der letzten, regelmäßigen, normal starken Periode an gerechnet, *280 Tage* oder *10 Mond-*(Lunar-)*monate.* Liegt der Konzeptionstermin fest, so beträgt die Tragzeit etwa 270 Tage. Da jedoch die Tragzeit erheblich schwanken kann, ist die *gesetzliche Empfängniszeit* im § 1717 des BGB. auf den *181. bis 302. Tag* vor der Geburt festgelegt worden, wobei sowohl der 181. als auch der 302. Tag mit einbezogen sind. Ist der Schwangeren der erste Tag der letzten, regelmäßigen normal starken Periode oder, was noch häufiger vorkommt, der Konzeptionstermin nicht bekannt, so ist aus den erstmalig auftretenden Kindsbewegungen der Geburtstermin ungefähr zu berechnen. Die Arten der Berechnung sind in folgender Tabelle zusammengestellt:

Tabelle 1. Berechnung des Geburtstermins.

Ausgangstermin	Berechnungsart
1. Tag der letzten regelmäßigen, normal langen und normal starken Menstruation	280 Tage (nach Franz Naegele)
	— 3 Kalendermonate + 7 Tage
Wahrscheinlicher Empfängnistag	265 bis 273 Tage 270 Tage Mittel
	— 3 Kalendermonate — 3 Tage
Erste Kindsbewegungen	+ 5 Kalendermonate — 10 Tage
Erste Senkungserscheinungen	4 bis 6 Wochen vor der Geburt

G. Übergroße und Riesenkinder.

Die Tragzeit kann auch länger sein als 273—280 Tage, so daß wir dann von übertragenen Früchten sprechen. Die Übertragung wird sich — ein normales Wachstum vorausgesetzt — in Werten äußern müssen, die die Normalwerte, je länger die Tragzeit dauert, um so mehr übertreffen. So werden solche Kinder größer sein als 50 cm und schwerer als 3300 g. Diese Kinder von 4000—5000 g werden als abnorm große Kinder bezeichnet, solche über 5000 g als Riesenkinder.

VII. Normale Schwangerschaft.

A. Veränderungen am Genitale.

Die Wachstumsvorgänge in der Schwangerschaft spielen sich nicht nur am fetalen Organismus und am Uterus ab, sondern beeinflussen grundlegend auch den Gesamtkörper der Schwangeren. In der Schwangerschaft findet ein Wachstum über die Grenzen des Organismus hinaus statt (SELLHEIM).

1. Uterus.

Am stärksten fallen die Veränderungen an der Gebärmutter, die ja die Brutstätte des Eies darstellt, ins Auge. Der hühnereigroße, 50 g schwere Uterus verzwanzigfacht sein Gewicht und ist am Ende der Schwangerschaft 1 kg schwer. Während des Wachstums des Eies wird der Uterus nicht nur passiv gedehnt, wodurch seine Wand immer dünner, seine muskuläre Kraft immer geringer würde, sondern es kommt zu einer echten Muskelhypertrophie und -hyperplasie, d. h. es hypertrophieren nicht nur die vorhandenen Muskelfasern, sondern es werden auch neue Muskelfasern gebildet, so daß auch am Uterus wie an der Frucht ein echtes, hormonal gesteuertes Wachstum sich zeigt.

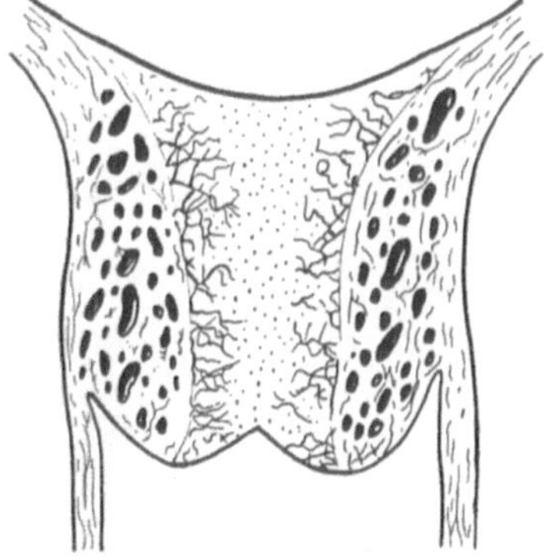

Abb. 52. Vascularisierung der Cervix in der Schwangerschaft. (Nach STIEVE.)

Wie an jedem stark wachsenden Organ ist auch hier die Vorbedingung für das Wachstum eine stärkere Gefäßversorgung und eine dadurch bedingte vermehrte Durchblutung. Die Arterien werden zahlreicher, auch Venen treten in größerer Zahl auf. Sie laufen stark geschlängelt in der Uterusmuskulatur und verleihen dadurch dem schwangeren Uterus sein charakteristisches, bläuliches Aussehen.

Der Serosaüberzug des Uterus wird ebenfalls gedehnt, und an der allgemeinen Hypertrophie beteiligen sich auch die Bandapparate, in erster Linie die Ligg. rotunda (Ligg. utero-inguinales) und sacro-uterina. Sowohl die Muskulatur wie auch das Bindegewebe dieser Bänder nimmt zu, gleichzeitig wird ihr Bindegewebe aufgelockert, wasser- und zellreicher.

Die Größenzunahme erfolgt hauptsächlich im Corpus uteri, also an der Stelle, wo das Ei normalerweise sich einnistet. An dem Wachstum nimmt jedoch auch der Isthmus uteri teil, der als unteres Uterinsegment bezeichnet wird. Die Cervix wird in der 2. Hälfte der Schwangerschaft ebenfalls grundlegend umgewandelt. Bindegewebe und Muskulatur sind geringer geworden, die Gefäße haben dagegen zugenommen und sich vergrößert, so daß unter Schwund des Gewebes eine stärkere Vascularisierung erfolgt. Dadurch wandelt sich die Cervix in einen zirkulären Schwellkörper um. Da gleichzeitig das Bindegewebe quillt und wasserreicher wird, werden dadurch die Vorbedingungen geschaffen, die die Eröffnung des Cervicalkanals unter der Geburt erleichtern.

Ist diese Umwandlung zum Schwellkörper nur unvollkommen, was besonders jenseits der dreißiger Jahre bei alten Erstgebärenden vorzukommen pflegt, so kommt es zu einer Weichteilrigidität, die die Eröffnung des Cervicalkanals verzögert und sich auch bei der inneren Untersuchung bemerkbar macht.

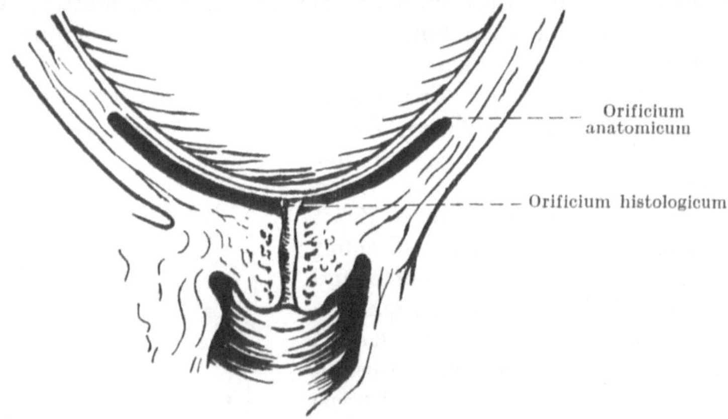

Abb. 53. Isthmus ist in das Cavum uteri mit einbezogen. Erste Schwangerschaft, 9. Monat.

Im Verlauf der Schwangerschaft erfolgt eine funktionelle Zweiteilung des Uterus. Dem stark entwickelten Muskelanteil des Corpus, der unter der Geburt als Motor wirkt, stehen Teile des aufgelockerten und verdünnten Isthmus und der Cervix gegenüber, die zusammen mit der Scheide den Durchtrittsschlauch bilden. Bereits nach dem 3. Monat wird der Isthmus in die Uterushöhle mit einbezogen und bildet das untere Uterinsegment. Hierbei wird, während die Corpusmuskulatur eine zunehmende Hypertrophie und Hyperplasie erfährt, die Muskulatur des Isthmus dünner, seine nur schwach entwickelte Decidua bildet sich zurück, und das Wachstum der Frucht weitet ihn aus. Dadurch liegt jetzt die Begrenzung des Cavum uteri und der Cervix am Orificium histologicum cervicis, das von jetzt ab den inneren Muttermund bildet.

2. Scheide und äußeres Genitale.

Die in der Schwangerschaft eintretende Hyperämie setzt sich auch auf die Scheide und das äußere Genitale fort. Neben einer lividen, d. h. blaßbläulichen Verfärbung der Portio, verfärbt sich auch die Scheide besonders in ihrem oberen Drittel, was ebenso wie am Uterus auf die

Veränderungen der Durchblutung zurückzuführen ist. Hierdurch ändert sich die Elastizität des Gewebes, die Scheide wird größer und länger, ihre Wand weicher. Das Scheidensekret reagiert stärker sauer, die Zahl der DÖDERLEINschen Milchsäurestäbchen nimmt an Menge zu. Am äußeren Genitale fällt auf, daß der Scheideneingang und besonders die Gegend der Urethra bläulich schimmern; die beiden Schamlippen sind stärker serös durchtränkt.

B. Extragenitale Veränderungen des schwangeren Körpers.

1. Hormone.

Nach Eintritt der Schwangerschaft und nach der Nidation des Eies, die letzten Endes die Ursache für alle Schwangerschaftsveränderungen darstellt, bildet sich mit immer weiterer Differenzierung des Trophoblasten *ein neues innersekretorisches Organ, die Placenta,* aus. Durch diese durch die Befruchtung bedingte plötzliche Umstellung kommt es zu weitgehenden Veränderungen im Gesamtorganismus. Das im nichtschwangeren Zustand bestehende hormonale Gleichgewicht wird jetzt gestört. Es muß sich erst ein neues hormonales Gleichgewicht wieder herstellen.

Diese hormonale Umstellung bewirkt bei den engen Beziehungen, die zwischen endokrinen Drüsen und autonomem Nervensystem bestehen, gleichfalls eine funktionelle Änderung im vegetativen Nervensystem.

a) Hypophyse. Bei der Bedeutung der Hypophyse für das zyklische Geschehen im Ovar kann es nicht wundernehmen, daß auch in der Schwangerschaft hier funktionelle Veränderungen morphologischen parallel gehen. Der gesamte Vorderlappen wird größer, so daß er manchmal aus dem Türkensattel herausragt. Während die 3 Zellarten, die den Hypophysenvorderlappen aufbauen, außerhalb der Schwangerschaft gleichmäßig verteilt sind, werden jetzt die sich mit basischen und saueren Farbstoffen färbenden Zellelemente, die baso- und eosinophilen Zellen, ganz zurückgedrängt, während die Hauptzellen sich vermehren und größer werden, so daß sie fast ausschließlich das Bild beherrschen.

Die gonadotropen Hormone treten nach der Einnistung des Eies in vermehrter Menge im Blut auf, werden auch vermehrt im Harn ausgeschieden, jedoch nicht von der Hypophyse gebildet, sondern von den Chorionepithelien der Placenta. Wir gehen wohl in der Annahme nicht fehl, daß auch die Veränderungen in der Schilddrüse und der Nebennierenrinde von Hormonen des Hypophysenvorderlappens ausgelöst werden, von denen wir neben anderen das thyreotrope, das corticotrope und allgemeine Stoffwechselhormone kennen. Weiterhin bestehen — wie eingangs schon angedeutet — enge Beziehungen zwischen der Hypophyse und den großen vegetativen Zentren, die sich im Zwischenhirn befinden und die mit der Hypophyse ein einheitliches System darstellen, das als diencephal-hypophysäres System eine funktionelle Einheit bildet. Die Annahme, daß die Hypophyse eine Umschaltstelle der vegetativen Reize auf die endokrinen Erfolgsorgane darstellt, besteht wohl zu Recht. Ebenso können aber auch hormonale Impulse auf vegetative Erfolgsorgane dort umgeschaltet werden. Die morphologischen Veränderungen in der Hypophyse beschränken sich zwar ausschließlich auf den Vorderlappen, aber auch der Hinterlappen zeigt eine erhöhte funktionelle Tätigkeit und die

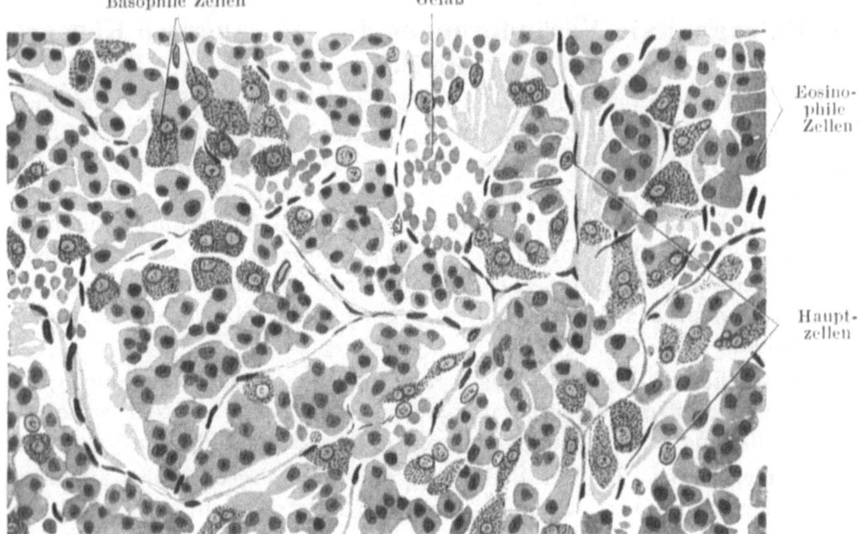

Abb. 54. Hypophyse einer Nichtschwangeren.

Absonderung seines Inkrets, des Hypophysins, dem neben der Wehenerregung noch eine blutdrucksteigernde und antidiuretische Wirkung zukommt, ist vermehrt.

Während der Schwangerschaft wird von den Chorionepithelien der Placenta ein Chorionhormon gebildet, das mit dem gonadotropen Hormon des Hypophysenvorderlappens nicht identisch ist, denn es enthält nicht den Prolan A-Faktor, der die Follikelreifung auslöst, sondern nur den Prolan B-Faktor, der die Luteinisierung des Gelbkörpers bedingt. Wahrscheinlich ist es mit dem Prolan B identisch. Dieses Chorionhormon bewirkt die Erhaltung und die weitere Blüte des Corpus luteum graviditatis. Vom frühesten Zeitpunkt der Schwangerschaft an wird es reichlich gebildet. Nach $2^1/_2$ Monaten wird die Ausscheidung im Harn geringer, während gleichzeitig das Corpus luteum graviditatis sich zurückzubilden beginnt.

b) Ovar. Während das Corpus luteum menstruationis sich nach 12tägiger Blütezeit zurückbildet, bleibt das Corpus luteum graviditatis

4 Monate lang bestehen und degeneriert erst zu einer Zeit, in der seine Funktion von der Placenta übernommen wird. Die beiden Hormone des Ovars werden vermehrt in der Schwangerschaft ausgeschieden. Ihre Bildungsstätte ist aber nicht mehr das Ovar, sondern ebenfalls die Placenta, die als neue endokrine Drüse in das Gesamtsystem eingeschaltet wird. Der Anstieg des Follikelhormons erfolgt nicht so plötzlich wie der der gonadotropen Hormone des Hypophysenvorderlappens, sein Anstieg

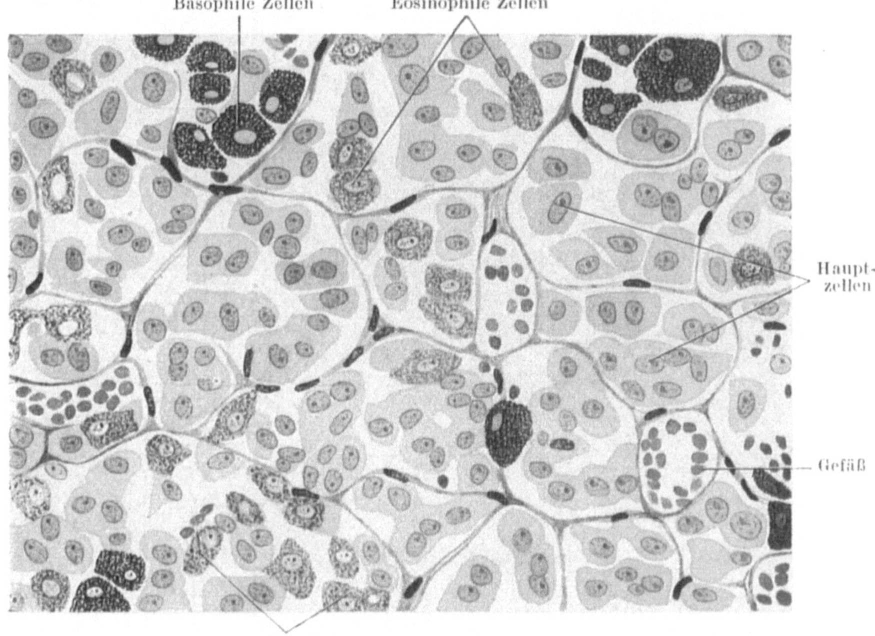

Abb. 55. Hypophyse einer Schwangeren. Zunahme der Hauptzellen. (Nach KOLDE.)

im Blut und seine Ausscheidung im Urin geht langsamer vor sich und erreicht im Gegensatz zum Hypophysenvorderlappenhormon seinen Höhepunkt erst unmittelbar vor der Geburt. Auch die Menge des Corpus luteum-Hormons, das bis zum 4. Monat im Corpus luteum selbst und später in der Placenta gebildet wird, nimmt erheblich zu, und dadurch wird die Reifung neuer Follikel im Ovar gehemmt. Andererseits wird erst unter Einwirkung dieses Hormons die Nidation des Eies möglich.

c) Schilddrüse. Die Schilddrüse vergrößert sich bei 75% aller schwangeren Frauen. Dies beruht, wie histologische Untersuchungen ergeben haben, in erster Linie auf einer Vergrößerung der Follikel mit vermehrter Kolloidansammlung. Der Schluß auf eine vermehrte Arbeitsleistung aus diesen Befunden war naheliegend, doch vermochten Stoffwechseluntersuchungen sie nicht zu bestätigen. Der Eiweißstoffwechsel zeigt sogar eine Verminderung. Die Annahme, daß es sich bei dieser Vergrößerung um eine kompensatorische Erscheinung handelt, ist wahrscheinlicher, denn möglicherweise bedeutet die Vergrößerung der Follikel

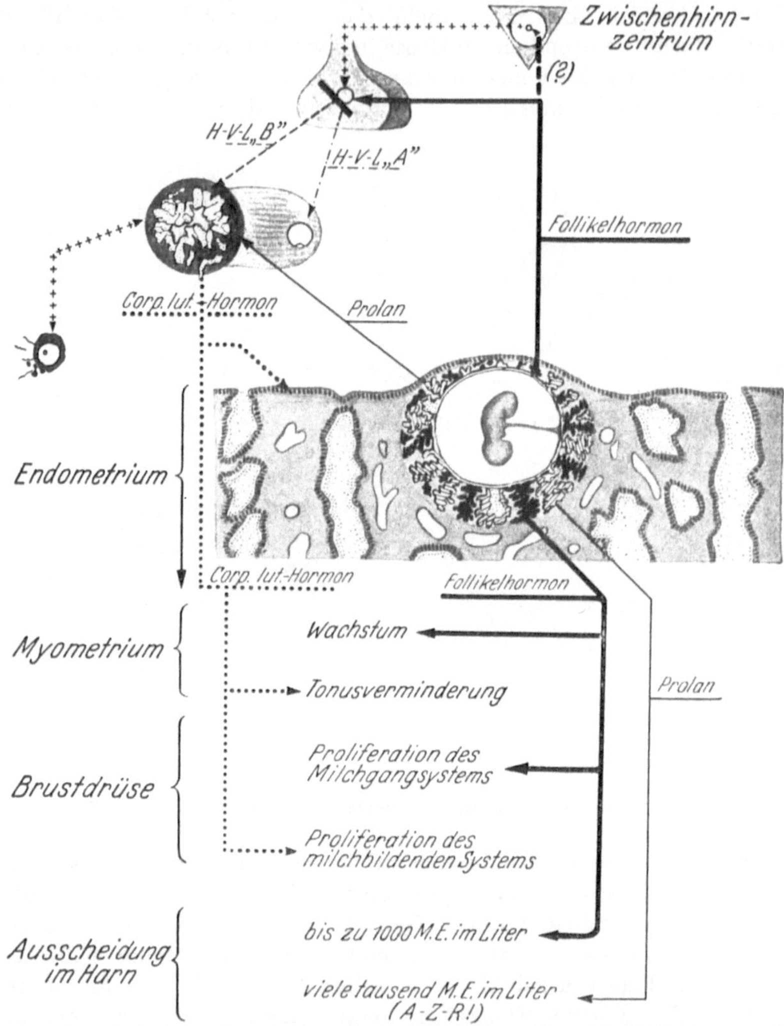

Abb. 56. Schematische Darstellung der hormonalen Verhältnisse während der Frühschwangerschaft. (Nach SIEBKE.)

mit erhöhter Produktion von Kolloid eine Kompensation gegen den in der Schwangerschaft bestehenden Jodmangel.

d) Nebenschilddrüse. Eine wesentliche Bedeutung kommt den Epithelkörperchen zu, die mit dem Calciumstoffwechsel in inniger Beziehung stehen. Sie sind reichlich vascularisiert, chromophile Zellen lassen sich vermehrt nachweisen. Daß die Schwangerschaft erhöhte Anforderungen an die Funktion der Epithelkörperchen stellt, kann als experimentell gesichert gelten. Bei graviden, parathyreoektomierten Ratten treten tetanische

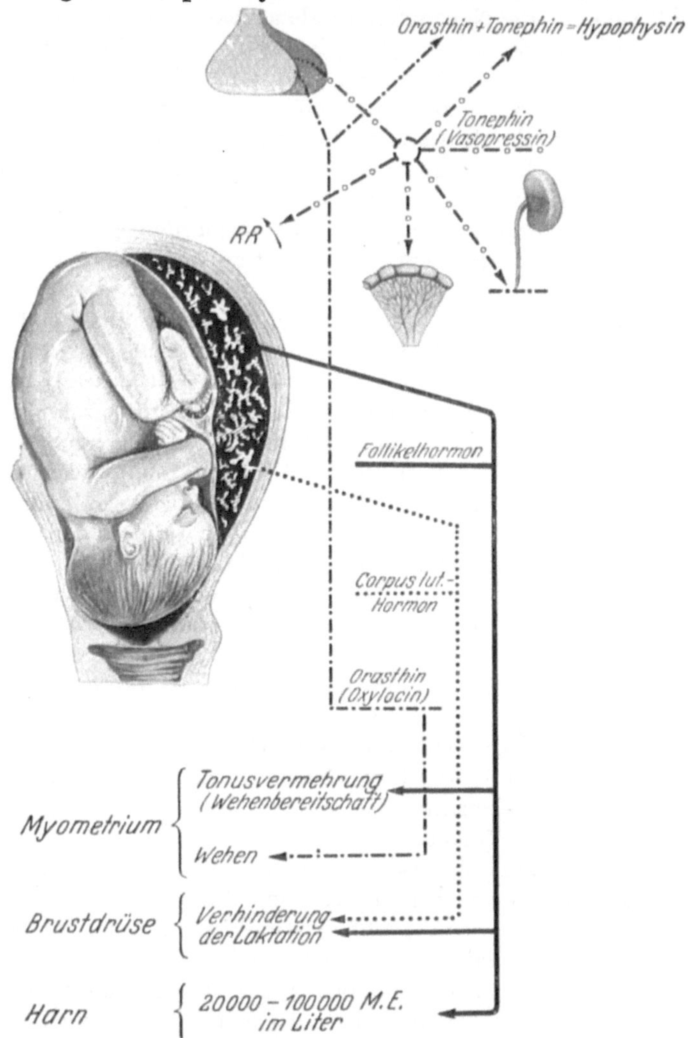

Abb. 57. Schematische Darstellung der hormonalen Verhältnisse während der 2. Hälfte der Schwangerschaft. (Nach Siebke.)

Krämpfe auf, die bei nichtgraviden fehlen. Bei der Schwangeren ist ebenfalls die Neigung zu tetanischen Krämpfen und der Ausbruch eine Tetanie häufiger. Dafür spricht auch die Steigerung der galvanischen Nervenmuskelerregbarkeit, besonders am Ende der Schwangerschaft, aus der man auf eine latente Insuffizienz der Epithelkörperchen schließen kann.

e) Nebenniere. Besonders deutlich zeigen sich die durch die Schwangerschaft bedingten Veränderungen an der Nebennierenrinde, die größer und breiter wird. Die Veränderungen beherrschen aber nicht gleichmäßig die drei Zonen, die die Nebennierenrinde aufbauen, sondern am stärksten verändert sich die Zona fasciculata, in der vermehrt Lipoide abgelagert werden. In der Zona glomerulosa sind reichlich Mitosen zu finden, während die Zona reticularis sich kaum verändert. Das Nebennierenmark wird durch die Schwangerschaft nicht beeinflußt.

f) Pankreas. Die LANGERHANSschen Inseln werden größer und springen deutlich aus dem umgebenden Gewebe hervor. Wie weit diese morphologischen Veränderungen in Beziehung zu funktionellen des Kohlehydratstoffwechsels in der Schwangerschaft zu setzen sind, ist noch nicht bekannt.

g) Placenta. Alle diese Veränderungen sind durch die Nidation des Eies bedingt. Der Trophoblast, die spätere Placenta, stellt nicht nur die Ernährung des Feten sicher, sondern ist — wie bereits erwähnt — als innersekretorisches Organ anzusprechen. Sie übernimmt nicht nur die Produktion der gonadotropen Hormone des Hypophysenvorderlappens, sondern sie bildet ebenfalls Follikelhormon und nach Rückbildung des Gelbkörpers im 4. Monat auch Corpus luteum-Hormon. Mengenmäßig ist die Produktion dieser Hormone während der Schwangerschaft wesentlich größer. Das vom Ei gebildete Follikelhormon bremst den Hypophysenvorderlappen, während dessen Hormon mit gonodotroper Wirkung, also von prolanartigem Charakter, den Gelbkörper stimuliert.

Gleichzeitig bewirkt das Follikelhormon eine stärkere Durchblutung des Uterus, führt zu einer Wasseranreicherung im Gewebe, die eine für die Schwangerschaft charakteristische Gewebsauflockerung zur Folge hat. Außerdem führt es darüber hinaus zu einem aktiven Wachstum der betreffenden Zellelemente, das wir besonders stark am Uterus und auch an der Scheide finden.

Das Follikelhormon bewirkt also nicht nur eine Proliferation der Uterusschleimhaut — wie bei Besprechung des Zyklus bereits erwähnt worden ist — sondern seine proliferative Wirkung erstreckt sich auch auf den Gesamtorganismus und macht sich besonders an der Brust bemerkbar, wo es zu einer Proliferation des Milchgangsystems kommt.

Das Corpus luteum-Hormon, das in der ersten Hälfte der Schwangerschaft noch im Gelbkörper selbst gebildet wird und das die Ansiedlung des Eies in der Uterusschleimhaut nach vorheriger Auflockerung und Bereitstellung der Schleimhaut überhaupt erst ermöglicht, führt weiterhin noch zu einer Tonusverminderung der Uterusmuskulatur und schaltet damit die wehenerregenden Impulse, die vom Hypophysenhinterlappen ausgehen, aus. Ihm kommt also eine wesentliche Schutzfunktion für die Schwangerschaft zu. Vom 4. Monat ab, nach der Rückbildung des

Corpus luteum im Ovar, wird die gesamte endokrine Funktion des Ovars von der Placenta übernommen, die also nicht nur die Ernährung der Frucht sicherstellt, sondern auch die hormonalen Vorgänge während der zweiten Schwangerschaftshälfte ausschließlich beherrscht.

2. Stoffwechsel.

Entsprechend der starken Funktionssteigerung der endokrinen Organe ist es verständlich, daß auch der Stoffwechsel weitgehend beeinflußt wird. Der Grundumsatz ist in der letzten Zeit der Schwangerschaft meist leicht erhöht, was an dem vermehrten Sauerstoffverbrauch kenntlich wird. Das Körpergewicht nimmt zu, wobei die größte Gewichtszunahme in die letzten 3 Monate fällt, sie beträgt durchschnittlich 9 kg. Unmittelbar vor der Geburt tritt ein geringer Gewichtsverlust ein, der durch die Steigerung des Stickstoffumsatzes und eine vermehrte Wasserausscheidung bedingt ist.

a) Kohlehydratstoffwechsel. Viele Schwangere scheiden während der Gravidität spontan oder artefiziell Zucker im Urin aus. In vielen Fällen handelt es sich bei dieser Glykosurie um Milchzucker, manchmal jedoch auch um Traubenzucker, besonders nach stärkerer Kohlehydratverabreichung. Auch die Verschlimmerung eines bestehenden Diabetes durch eine Gravidität deutet auf eine stärkere Inanspruchnahme des Kohlehydratstoffwechsels hin. Jedoch zeigen Blutzuckerbestimmungen normale Werte. Die Glykosurie ist also in erster Linie renaler Genese. Es besteht demnach kein Versagen der assimilatorischen Vorgänge, sondern eine erhöhte Durchlässigkeit des Nierenepithels. Eine geringere Toleranz gegen Kohlehydrate und eine herabgesetzte Assimilationsfähigkeit lassen sich durch die Adrenalinprobe nachweisen. Das Adrenalin bewirkt eine Mobilisierung des Traubenzuckers aus den Depots und eine vermehrte Ausschüttung in die Blutbahn. Während 1 ccm einer einpromilligen Adrenalinlösung bei einer Nichtschwangeren niemals eine Glykämie und Glykosurie bedingt, treten diese bei der Schwangeren in 80—90% ein.

b) Eiweißstoffwechsel. Nach vielen Untersuchungen ist eine Beziehung zwischen Hypophysenfunktion und Eiweißverbrennung im Organismus zweifellos vorhanden. Der durch die Schwangerschaft umgestellte Hypophysenvorderlappen bedingt eine Herabsetzung der spezifischen dynamischen Wirkung, also eine Stickstoffaufsparung. Die Untersuchungen zeigen, daß die Gravide sich nicht auf ein Stickstoffgleichgewicht einstellt. Der Umsatz erfährt eine Herabsetzung schon zu Beginn der Schwangerschaft, die von Monat zu Monat höher wird (positive Stickstoffbilanz). Es handelt sich bei dieser Retention, die größer ist, als es die Gravidität verlangt, offenbar um eine Steigerung der Resorption und außerdem um eine Einschränkung der Oxydation und eine verminderte Ausscheidung durch Kot und Harn. Dieser Gewinn kommt zum Ausdruck in einer Gewichtszunahme und bringt außerdem Eiweißreserven, auf die die

Wöchnerin bei dem Eiweißverlust durch Lochien und Milch zurückgreifen kann, ohne den notwendigen Eiweißbestand in Anspruch nehmen zu müssen.

Der Harnstoff, der das normale Endprodukt des Eiweißzerfalls darstellt, ist im Blut erniedrigt, das Ammoniak dagegen vermehrt, was möglicherweise einen Abwehrvorgang gegen eine stärkere Übersäuerung des Blutes bedeutet. Das Indican ist vermehrt, nicht etwa durch erhöhte Zersetzungsvorgänge und vermehrte Resorption, sondern es entsteht zweifellos schon zum Teil im intermediären Stoffwechsel selbst. Zusammenfassend läßt sich also sagen, daß der Eiweißstoffwechsel labil ist, und daß höhere Spaltprodukte vermehrt im Blut auftreten können, die allerdings zum großen Teil, wenigstens in der normalen Schwangerschaft, durch die Nieren ausgeschieden werden.

c) Fettstoffwechsel. Das Blutserum schwangerer Frauen ist nicht klar, sondern zeigt eine milchige Trübung, so daß schon ältere Autoren auf Grund dieser Beobachtungen von einer Fettzunahme im Blut der Schwangeren gesprochen haben. Der Fettgehalt ist tatsächlich vermehrt und erreicht unmittelbar vor Geburtsbeginn seine höchsten Werte. Die Zunahme betrifft gleichmäßig die Neutralfette, Lipoide und das Cholesterin. Die Vermehrung beginnt im 3. Monat. Sie läßt die Annahme zu, daß auch die Fette im Gehirn sich vermehren. Hierdurch ist die altbekannte Erfahrung der leichten Narkotisierbarkeit Schwangerer und Gebärender zu erklären, da die Absorption der Narkotica durch die Vermehrung der Lipoide gesteigert wird. Die Verbrennbarkeit der Fette ist in der Schwangerschaft mitunter herabgesetzt, so daß es manchmal zu einer Acetonurie kommen kann, die im allgemeinen jedoch die physiologisch alimentäre Acetonurie nicht übersteigt. Die Labilität kommt dadurch zum Ausdruck, daß eine Verringerung der Kohlehydratzufuhr, die bei Nichtschwangeren keine Acetonurie zur Folge hat, bei Graviden zu einer vermehrten Ausscheidung von Aceton und manchmal sogar von Acetessigsäure und β-Oxybuttersäure führen.

d) Mineralstoffwechsel. Die stärkste Belastung erfährt der Mineralstoffwechsel. Eine große Menge anorganischer Substanzen wird zum intrauterinen Wachstum benötigt. Aschenanalysen des neugeborenen Kindes haben einen Calciumgehalt von 20,4 g und ein Phosphorvorkommen von 28,2 g ergeben. Es ist deshalb in der mütterlichen Ernährung, um eine Verarmung an Mineralien zu vermeiden, Wert auf eine mineralreiche Kost zu legen. Groß ist auch der Bedarf an Eisen, das zum Aufbau des roten Blutfarbstoffes benötigt wird. In der zweiten Hälfte der Schwangerschaft speichert die Frucht eine sehr viel größere Menge als während der Frühgravidität, und so erfahren nicht nur der Stickstoff-, sondern auch der Eisen-, Phosphor-, Magnesium- und Kalkstoffwechsel eine Veränderung im Sinne einer Verminderung der Ausscheidung, die die physiologischen Bedürfnisse der Frucht bei weitem überschreitet. Der Kalkbedarf des mütterlichen und fetalen Organismus ist besonders in der zweiten Hälfte der Schwangerschaft groß. Die übliche Ernährung kann ihn im allgemeinen nicht decken. Das hohe Kalkbedürfnis führt besonders in den letzten Schwangerschaftsmonaten zu einer physiologischen Kalkverarmung. Die klinische Erfahrung hat gezeigt, daß die Neigung zu Tetanie und Osteomalacie durch Kalkgaben gut beeinflußt und die Steigerung der galvanischen Nervenmuskelerregbarkeit herabgesetzt werden kann.

C. Die Ernährung der Schwangeren und der Wasserhaushalt.

Die Ernährung der Schwangeren hat auf die veränderte Stoffwechsellage Rücksicht zu nehmen, und das richtige Verhältnis der zugeführten Nährstoffe muß einen optimalen Ablauf der Zellreaktionen garantieren, wodurch eine allzu große Schlackenbildung vermieden wird.

Aus dem eingangs Gesagten geht hervor, daß die Schwangere am besten ihren Energiebedarf durch eine überwiegende Kohlehydraternährung deckt unter gleichzeitiger Einschränkung von Eiweiß und Fett. Hierdurch wird die Gewähr dafür geboten, daß die geringen Eiweiß- und Fettmengen dann ohne Bildung von toxisch wirkenden Spaltprodukten assimiliert werden können. In gleichem Sinn sprechen auch die Erfahrungen, die im Kriege gesammelt wurden; denn die damals eingeschränkte Eiweiß- und Fettzufuhr hatte eine wesentliche Abnahme der Störungen im Schwangerschaftsverlauf, der Schwangerschaftstoxikosen, zur Folge. Bei einer eiweißarmen Ernährung werden kaum Schlacken gebildet. Dem Körper ist die Möglichkeit gegeben, die Abfallstoffe genügend zu verbrennen. Die Forderung nach einer kohlehydratreichen Nahrung ist besonders für die Spätschwangerschaft zu erheben, wo der vermehrte Kohlehydratverbrauch zu einer unmittelbaren Verbrennung der Kohlehydrate führt, ohne daß eine Glykogenablagerung in der Leber oder den anderen Glykogendepots erfolgt. Eine gleichzeitige lacto-vegetabilische Ernährung, die sich in letzter Zeit immer mehr durchgesetzt hat, trägt der Eigenart des Stoffwechsels in der Schwangerschaft, auch ihrem Bedarf an Mineralien, am besten Rechnung und stellt gleichzeitig die notwendige Vitaminzufuhr sicher.

Die Rolle der akzessorischen Nährstoffe (der Vitamine) ist in den letzten Jahren in den Vordergrund des Interesses getreten. Aber ihre Bedeutung ist für die Veränderungen in der Schwangerschaft zweifellos überwertet worden. Gewiß kann das Fehlen von Vitaminen in der Nahrung zu schweren Ausfallserscheinungen besonders in der Schwangerschaft führen, aber eine vorwiegend aus Getreideabkömmlingen bestehende Nahrung zusammen mit reichlichem Genuß von Gemüse und Obst sowie Milch ist imstande, den Vitaminbedarf des schwangeren Organismus zu decken. Das reichliche Angebot von frischen Gemüsen genügt auch dem erhöhten Mineralbedürfnis, besonders an Calcium und Eisen, so daß im allgemeinen zusätzliche Gaben von Vitaminen und Kalksalzen wenigstens in den Sommermonaten sich erübrigen, und höchstens im Frühjahr bei Mangel an hochwertiger lacto-vegetabilischer Nahrung erscheint es angezeigt, zusätzliche Verordnungen zu treffen.

Neben der Einschränkung der Eiweiße und Fette ist auch die Kochsalzzufuhr zu verringern, denn die Gewebe und das Blut der Schwangeren sind an sich schon wasserreicher und die Ödembereitschaft größer. Die Ursache dieser Wasserretention ist nicht in einer verminderten Ausscheidungsfähigkeit der Nieren zu suchen, sondern ist extrarenal im Gewebe und in der Änderung des onkotischen Druckes bedingt, durch den die Durchlässigkeit der Zellmembran geändert wird. Hierbei spielt in erster Linie das Kochsalz eine Rolle. Durch Einschränkung der Kochsalzzufuhr, d. h. durch schwaches Salzen der Speisen, wird die Wasserretention im Gewebe erschwert und das Wasserangebot an die Nieren größer. Da ja die Nierenfunktion selbst nicht beeinträchtigt ist, ist es nicht ratsam, innerhalb der normalen Schwangerschaft die Wasserzufuhr einzuschränken. Ein ausreichendes Flüssigkeitsangebot ist notwendig, um den Flüssigkeitsbedarf des Feten zu decken und durch eine stärkere Durchspülung des Körpers die Ausscheidung der Stoffwechselschlacken zu erleichtern. Der während der Schwangerschaft bestehende Calorienmehrbedarf ist gering und beträgt nur etwa 400 Calorien pro die, weshalb es auch nicht nötig ist, das Nahrungsangebot in der Schwangerschaft wesentlich zu steigern.

D. Der Kreislauf.

Das Herz erfährt eine geringe Hypertrophie, die ungefähr der Körpergewichtszunahme entspricht, langsam im Verlauf der Schwangerschaft eintritt und sich im Wochenbett wieder zurückbildet. Durch den Hochstand des Fundus uteri mit fortschreitender Gravidität wird das Zwerchfell hochgedrängt, wodurch die Längsachse etwas schräg zu stehen kommt und das Herz sich der Brust nähert. Durch die Lageveränderung kommt es zu einer leichten Abknickung der großen Gefäße, worauf das akzidentelle systolische Geräusch, das bei 20% aller Schwangeren auftritt, zurückzuführen ist. Der Blutdruck ist normalerweise nicht erhöht, zeigt aber eine auffallende Labilität und eine starke psychische Beeinflußbarkeit. Die Differenz zwischen systolischem und diastolischem Blutdruck, d. h. die Amplitude, wird größer, was für eine Veränderung der Gefäßspannung spricht. Die Arterien und Capillaren der Beckenorgane erfahren die stärkste Veränderung. Die Gefäßquerschnitte sind vergrößert, auch die kleineren Gefäße und Capillaren sind erweitert, die Blutversorgung dadurch eine bessere, alles Voraussetzungen, die für eine Uterushyperplasie und -hypertrophie unerläßlich sind. Durch capillarmikroskopische Untersuchungen ist erwiesen, daß eine mäßige Verlangsamung der capillären Strömung eintritt, die zur Unterbrechung des

Blutstroms und zur Rückstauung des Blutes in den arteriellen Schenkeln führen kann. Hierdurch ist die Entstehung von Ödemen erleichtert. Schon in der Frühschwangerschaft ist die Haut stärker durchblutet, succulenter, was gegen Ende der Gravidität an prädisponierten Stellen zu leichten Ödembildungen führt. Bei 90% aller Schwangeren finden sich hydropische Schwellungen an den Knöcheln und der Bauchhaut, die sich in pathologischen Fällen zu schweren Ödemen steigern können.

E. Das Blut.

Ebenso wie das ganze Gewebe wasserreicher wird, zeigt auch das Blut einen erhöhten Wassergehalt, so daß die gesamte Blutmenge in der Schwangerschaft um fast $^1/_4$ größer wird und so die Gebärende gegen größere Blutverluste besser schützt als die nichtschwangere Frau. Die Zahl der roten Blutkörperchen ist bei kräftigen Schwangeren ebenfalls vermehrt; es lassen sich auch jugendliche Zellformen nachweisen. Die Blutkörperchensenkungsgeschwindigkeit ist beschleunigt. Die Zahl der weißen Blutkörperchen ist besonders in der zweiten Hälfte der Schwangerschaft größer, 10000 bis 12000, so daß die Differentialdiagnose gegen entzündliche Erkrankungen erschwert ist.

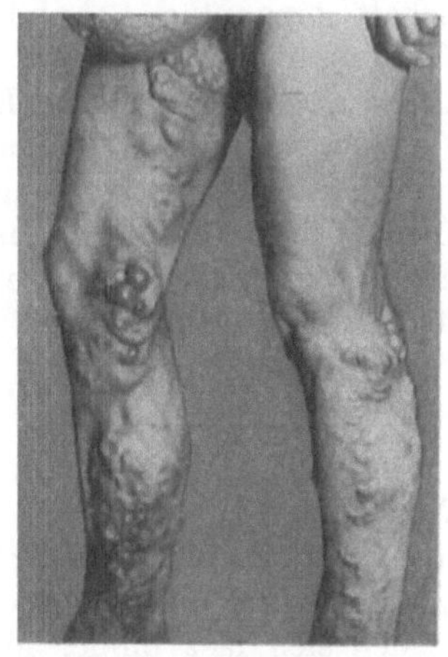
Abb. 58. Varicen.

Die Fraktionen des Plasmaeiweißes erfahren eine Verschiebung. Das Albumin ist verringert, Globulin und Fibrinogen sind vermehrt. Weiterhin finden sich vermehrt Lipoide und Neutralfette im Plasma, die nach der Geburt wieder ausgeschieden werden. Durch die Cholesterinvermehrung wird es auch erklärlich, daß Gallensteinbeschwerden und Gallensteinbildungen bei Frauen, die geboren haben, häufiger sind. Die Alkalireserve im Blut ist vermindert, die Pufferung aber eine so gute, daß es nicht zu einem acidotischen Zustand kommt.

F. Das Venensystem.

Einer starken Belastung ist der gesamte venöse Apparat besonders der unteren Körperhälfte ausgesetzt. Der Druck des graviden Uterus erschwert den venösen Rückfluß. Die klappenlosen Venen erweitern sich, und so findet man nicht selten besonders bei Mehrgebärenden variköse Umbildungen an den Unterschenkeln und an der Vulva, meist an den Venen, die in die Vena cava inferior einmünden (Abb. 58). Diese Varicen können durch ungenügende körperliche Bewegung der Schwangeren noch wesentlich verstärkt werden.

G. Die Atmung.

Die Ventilationsgröße während der Schwangerschaft ist erhöht, da die einzelnen Atemzüge tiefer werden. Dagegen ist die Atemhäufigkeit ebenso wie die Vitalkapazität erniedrigt. Diese Veränderungen sind dadurch bedingt, daß der Brustkorb in seinem unteren Teil weiter wird. Der Atemtyp wird durch das Hochdrängen des Zwerchfells ausgesprochen costal. Die Schwangere muß gegen Ende der Gravidität mehr Energie aufwenden, um ihren Sauerstoffbedarf zu decken. Ihre Arbeitsleistung ist infolgedessen herabgesetzt. Das Lungengewebe ist succulenter, die Bronchialschleimhaut leicht geschwollen und blutreich.

H. Psychische und nervöse Veränderungen.

Ebenso wie zur Zeit der Menstruation ist auch in der Frühschwangerschaft eine starke Labilität, erhöhte nervöse Reizbarkeit, häufiger Stimmungswechsel und Nervosität festzustellen. Es bestehen ausgesprochene Gelüste und Ekelgefühle gegen bestimmte Geschmacks- und Geruchsqualitäten, die ganz verschieden sein können. Die Geruchsempfindlichkeit ist im allgemeinen gesteigert, die Geschmacksempfindlichkeit beeinträchtigt. Häufig bestehen auch Neuralgien in Form von Kopfschmerzen, Schmerzen im Ischiadicus- und Trigeminusgebiet, Parästhesien an Händen und Füßen.

J. Magen-Darmkanal.

Durch die endokrine Umstellung wird ebenfalls das vegetative Nervensystem betroffen, das in seinen einzelnen Komponenten eine Tonusverschiebung erfährt. Es kommt jedoch nicht zu einem ausgesprochen sympathicotonischen oder vagotonischen Bild, sondern es finden sich fast immer Mischformen. Auf der vegetativen Übererregbarkeit beruht das Schwindelgefühl, der vermehrte Speichelfluß und das bei fast allen Schwangeren auftretende morgendliche Erbrechen, mit dem eine vermehrte Salzsäureproduktion der Magenschleimhaut Hand in Hand geht. Dazu gesellen sich noch gegen Ende der Schwangerschaft Beschwerden von seiten des Darmes und der anderen Bauchorgane, die durch die starke Einengung beim Wachstum des Uterus bedingt sind. Die Därme kommen hinter und neben das Corpus uteri zu liegen. Der Magen erfährt Veränderungen in seiner Lage und Form, das Coecum wird nach oben und hinten verschoben. Die Lageveränderungen der Bauchorgane im Verein mit der hormonal bedingten Ruhigstellung führen am Darm zur Trägheit, am Ureter zur Weiterstellung. Die Kompressionswirkung des Uterus auf den Ureter ist — wie STOECKEL gezeigt hat — nur eine geringe. Es ist in erster Linie ein durch das Corpus luteum-Hormon bedingtes Nachlassen des Muskeltonus, das die Wand des Ureters schlaffer und sein Lumen größer werden läßt. Es kommt zu einer geringgradigen Stauung innerhalb der abführenden Harnwege, die als physiologische zu bezeichnen ist (physiologische Weiterstellung des Ureters).

Diese primäre, hormonal bedingte Atonie wird durch die mäßige Kompression, die sich am rechten Ureter fast immer mehr bemerkbar macht als am linken, verstärkt. Schon der nichtschwangere Uterus zeigt eine geringe Rechtsverlagerung, die sich in der Schwangerschaft noch stärker ausprägt. Deshalb ist auch die entzündliche Erkrankung des rechten Nierenbeckens häufiger als die des linken.

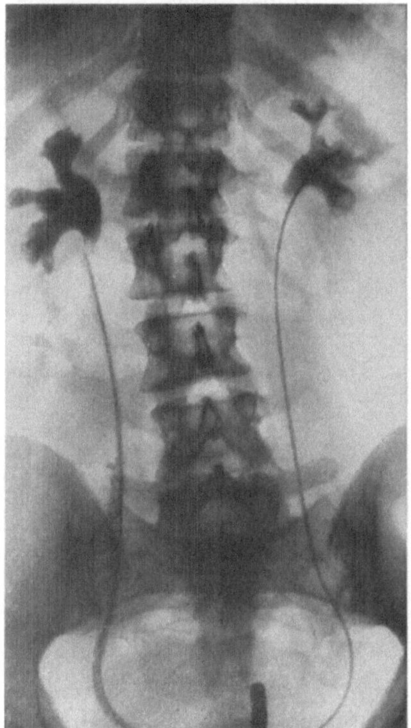

a

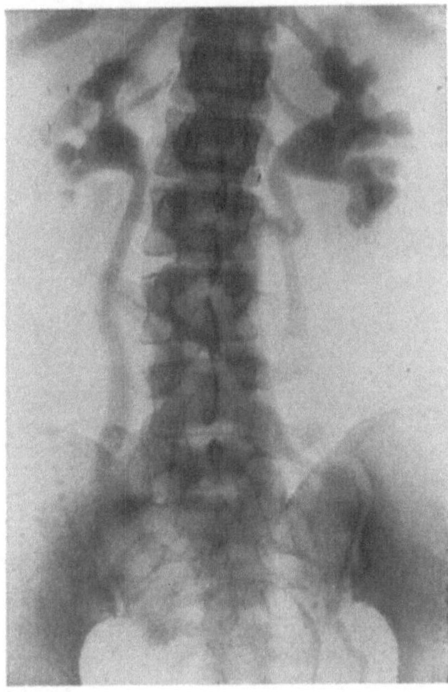

b

Abb. 59a und b. Retrograde Füllung des Ureters. a Bei einer Nichtschwangeren, b bei einer Schwangeren. Die physiologische Weiterstellung des Ureters und des Nierenbeckens ist deutlich erkennbar.

K. Haut.

Die Bedeutung der Haut als Stoffwechselorgan, als Wärmeregulator ist in der letzten Zeit mehr in den Vordergrund getreten. So konnte gezeigt werden, daß die Schweiße der Schwangeren mit Schwangerschaftstoxikosen giftiger sind. Daraus ergibt sich die praktische Folgerung, der Ausscheidungsfähigkeit von Stoffwechselschlacken durch die Haut auch eine größere therapeutische Bedeutung beizumessen. Eine sorgfältige Hautpflege, durch Sonnen- und Wechselbäder unterstützt von der Peripherie her den Blutumlauf. Deshalb ist zu fordern, die Schwangeren nicht zu schonen, sondern auch gegen Ende der Schwangerschaft noch leichte gymnastische Übungen treiben zu lassen.

Es kommt zu Pigmentierungen an der Gesamthaut, die außer an der Brust, besonders an der Linea alba, die sich gelb-bräunlich färbt (Linea fusca), deutlich werden. Der Damm bräunt sich stärker und auch die Pigmentierung der Gesichtshaut fällt auf. So kann es im Gesicht zu bräunlichen Flecken besonders an Stirn, Wangen und Oberlippe kommen (Chloasma uterinum).

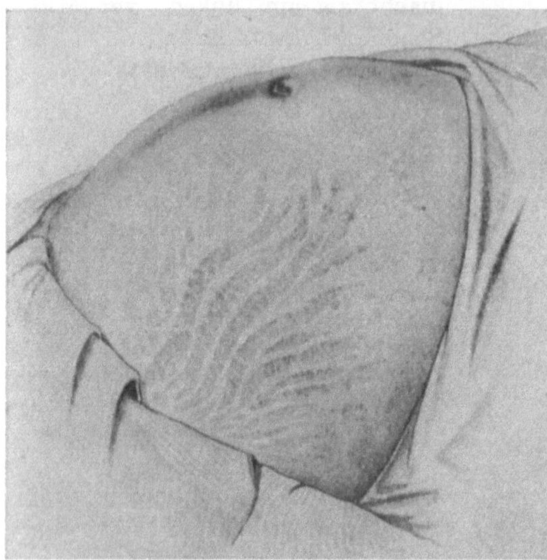

Abb. 60. Striae gravidarum.

Die Bauchhaut der seitlichen Partien des Leibes und der Oberschenkel wird überdehnt, elastische Fasern werden auseinandergedrängt und die in der Subcutis gelegenen Gefäße schimmern deutlich durch. Bei Erstgebärenden haben diese entstehenden Schwangerschaftsstreifen eine blaurote Farbe, bei Mehrgebärenden lassen sich neben neuen blauroten Striae auch alte finden, die nicht pigmentiert sind und silbrig glänzen.

L. Becken.

Der gesamte Stützapparat: Haut, Muskeln, Bindegewebe und die Gelenke, wird durch den hormonalen Einfluß der Schwangerschaft aufgelockert. Bilden sie sich im Wochenbett nicht genügend zurück, so können durch die Schwangerschaft erworbene Insuffizienzerscheinungen des Stütz- und Halteapparats eintreten (Martius). Die Auflockerung der Schamfuge, die schon während des mensuellen Zyklus besteht, erreicht unter der Geburt ihren Höhepunkt, wodurch der Geburtskanal, d. h. die Beckeneingangsebene, eine geringe Erweiterung erfährt, die bei niederen Tieren sehr viel stärker ausgeprägt ist als beim Menschen, und die ausschließlich durch das Follikelhormon bedingt ist.

M. Brust.

Die Brust nimmt bereits an den zyklischen Veränderungen teil. So findet sich prämenstruell bei vielen Frauen ein Anschwellen der Brüste mit deutlichem Spannungsgefühl. Die Beziehungen zwischen Brust und weiblichem Genitale werden während der Schwangerschaft noch wesent-

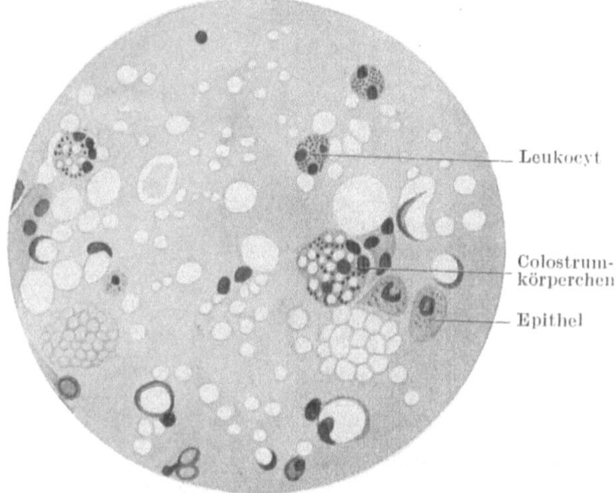

Abb. 61. Colostrum. (Nach DE LEE.)

lich deutlicher. Schon wenige Wochen nach der Konzeption werden die Brüste praller, und es ist bald auf Druck Colostrum nachzuweisen.

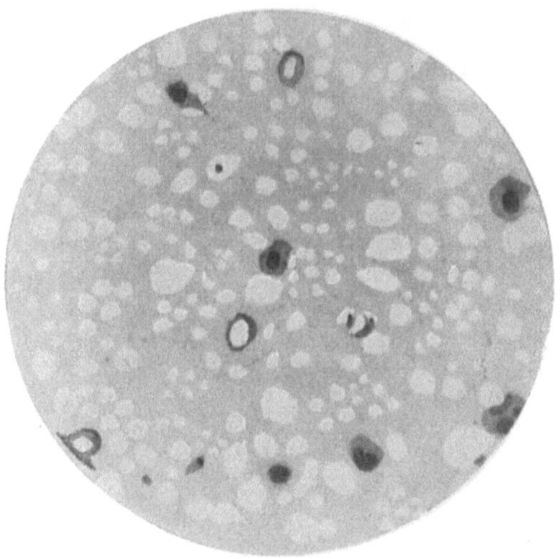

Abb. 62. Milch. (Nach DE LEE.)

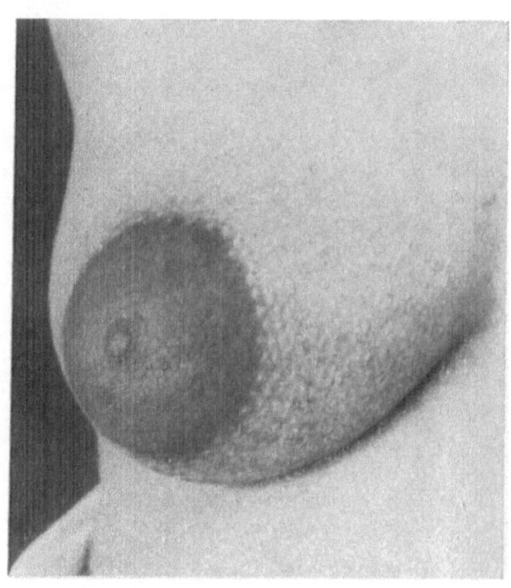

Abb. 63. Brust einer Primiparen. Deutliche Absetzung des Warzenhofs.

Im Colostrum finden sich sog. Colostrumkörperchen, die von unregelmäßiger Gestalt und maximal mit Fetttröpfchen gefüllt sind. Während man früher geglaubt hat, daß es sich bei diesen Colostrumkörperchen um abgestoßene Drüsenepithelien handelt, nimmt man heute an, daß sie von aus der Blutbahn ausgewanderten Leukocyten gebildet werden,

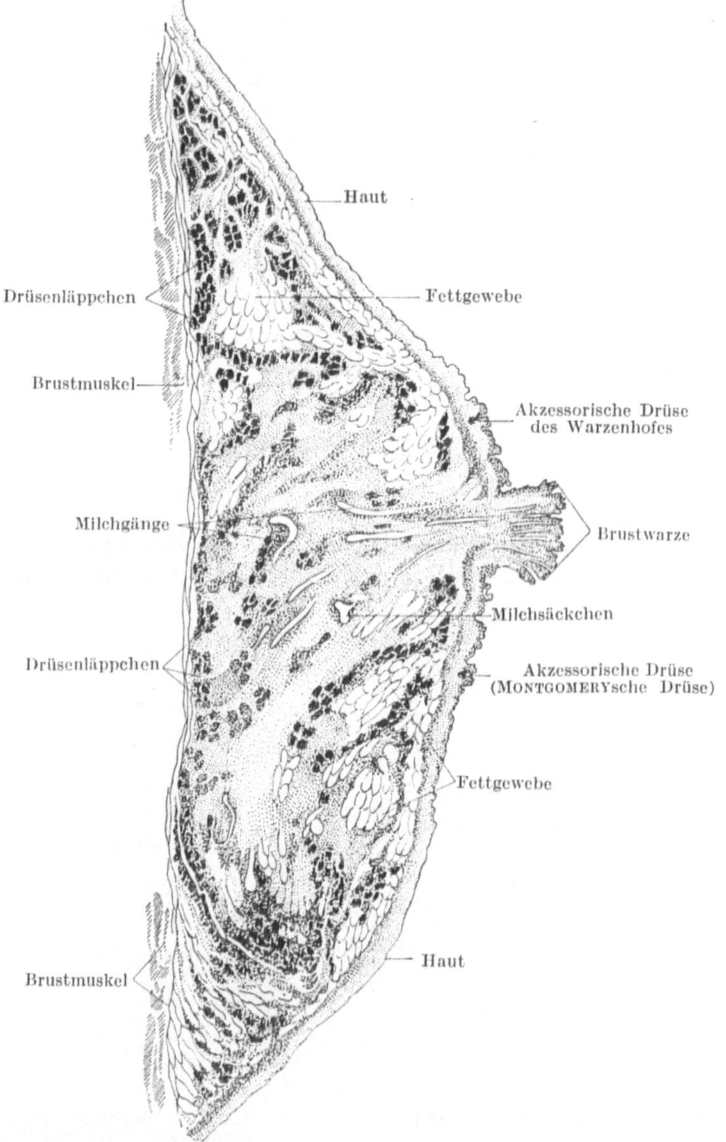

Abb. 64. Brustdrüse, histologischer Aufbau. Schematisch. (Nach BUMM.)

die die Fetttröpfchen aufsaugen und in die Blutbahn zurückbringen, da das colostrale Sekret in der Schwangerschaft ja nicht nach außen entleert wird. Besonders wichtig ist der Eiweißgehalt des Colostrums;

das Colostrumeiweiß ist mit dem mütterlichen Serumeiweiß eng verwandt.

Die Schwellung der Brüste nimmt im Verlauf der Schwangerschaft immer mehr zu und es kommt häufig, besonders im unteren Abschnitt der Brust zu Dehnungsstreifen der Haut, die sich dann stärker pigmentieren, ähnlich den Striae, die auch an der Bauchhaut anzutreffen sind. Während anfänglich der Drüsenkörper nur wenig entwickelt ist und das Fettgewebe im Vordergrund steht, entwickelt sich bald das eigentliche Drüsenparenchym, das auf Grund seiner härteren Konsistenz deutlich fühlbar ist.

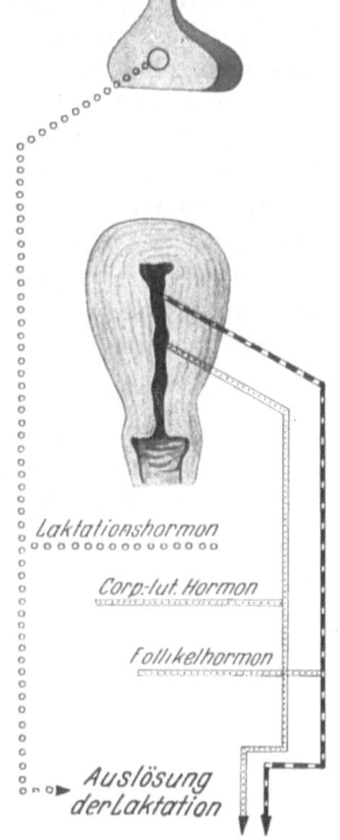

Abb. 65. Schematische Darstellung der hormonalen Verhältnisse im Wochenbett. (Nach SIEBKE.)

Die Venenzeichnung an der Brust wird stärker, Brustwarze und Warzenhof werden deutlicher gegen die Haut abgesetzt. Im Warzenhof treten die MONTGOMERYschen Drüsen (umgewandelte Talgdrüsen) und außerdem in der weiteren Umgebung des Warzenhofs echte Talg- und Schweißdrüsen auf. Ihnen kommt die Aufgabe zu, die Haut der Brustwarze und des Warzenhofs geschmeidig zu machen, bzw. geschmeidig zu erhalten.

In den letzten Monaten der Schwangerschaft sind fast 2 Dutzend Drüsenlappen vorhanden, die sich aus mehreren Läppchen zusammensetzen. Die endständigen Bläschen sitzen — ähnlich wie die Lungenalveolen am Bronchiolus — den Verzweigungen der Drüsengänge auf. Nach der Brustwarze zu münden die Drüsenlappen in die Milchgänge (Ductus lactiferi), die sich vor Eintritt in die Brustwarze erweitern (Sinus lactiferi) und als Reservoir für die Milch aufzufassen sind. Auch in den ersten Tagen nach der Geburt wird noch an Menge geringes, aber für die Ernährung des Kindes wichtiges Colostrum abgesondert. Die eigentliche Milchbildung erfolgt erst meist unter stürmischen Erscheinungen am 3.—4. Tag nach der Geburt („Die Milch schießt ein").

Die prämenstruelle Volumenzunahme der Brust bei der Nichtschwangeren ließ bereits vermuten, daß auch die Größenzunahme der Brustdrüsen, die Fettvermehrung und die Zunahme der Drüsenläppchen in der Schwangerschaft hormonal bedingt sind. Die Brustdrüsenentwicklung ist von den Keimdrüsenhormonen abhängig. Durch das Follikelhormon erfolgt ein starkes Wachstum der Milch*gänge*, durch das Corpus luteum-Hormon wird das milch*bildende* System umgewandelt.

Diese beiden Hormone bewirken aber noch nicht die Bildung von echter Milch, sondern durch sie wird lediglich die Brustdrüse lactationsfähig gemacht. Es kommt ihnen eine wachstumsfördernde, aber keine lactagoge Wirkung zu. Das eigentliche Lactationshormon wird im Hypophysenvorderlappen gebildet; dessen Ausschüttung jedoch wird durch die Placentarhormone (Follikel- und Corpus luteum-Hormon) in der Schwangerschaft verhindert. Erst nach Ausstoßung der Placenta fällt die hormonale Sperre auf den Hypophysenvorderlappen weg, und die Milchsekretion beginnt wohl deshalb erst am 3.—4. Tag, weil auch die Reste des Follikel- und Corpus luteum-Hormons, die noch im Blut kreisen, zuerst ausgeschieden werden müssen. So gut diese Untersuchungen experimentell fundiert sind, so sind sie therapeutisch bei der Unergiebigkeit der Brustdrüse im Wochenbett, der Hypogalaktie, doch noch nicht verwendbar. Jedenfalls hat bisher das Lactationshormon in seiner heutigen Form versagt.

N. Spezielle Veränderungen am Uterus in der Frühschwangerschaft.

1. Konsistenzwechsel, PISKAČEKsche Ausladung und HEGARsches Schwangerschaftszeichen.

Der Uterus wird durch sein starkes Wachstum und die Hyperämie aufgelockert, in seiner Konsistenz wesentlich weicher. Bei längerer

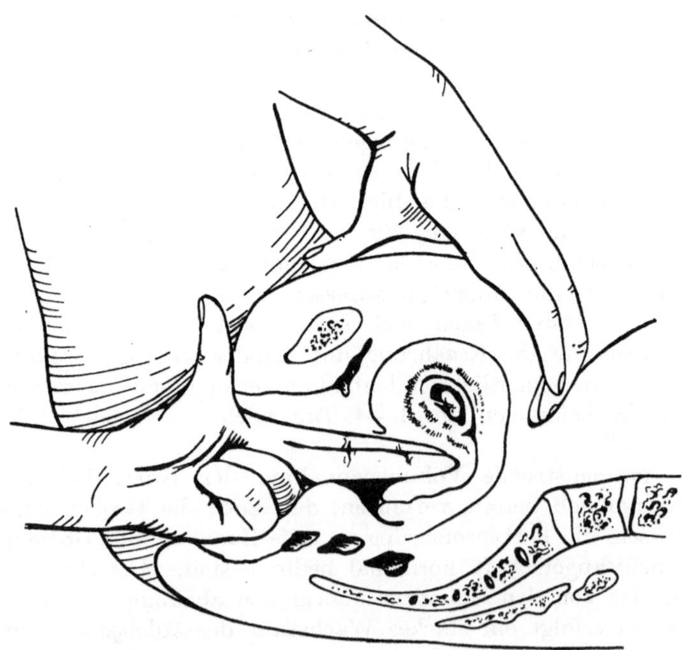

Abb. 66. PISKAČEKsche Ausladung. Frontalschnitt durch den Uterus. Placentahaftstelle in der rechten Tubenecke, links sind die Adnexe erhalten.

Betastung kommt es häufig zu einem Konsistenzwechsel, der durch Kontraktion der Muskulatur bedingt ist. Dadurch wird der Uterus härter und dieses palpatorische Phänomen läßt die Diagnose der Schwangerschaft mit großer Wahrscheinlichkeit stellen, denn weder am normalen Uterus noch bei Tumoren des Uterus oder des Ovars läßt sich dieser *Konsistenzwechsel* nachweisen. Inseriert das Ei nicht an der Vorder- oder Hinterwand, sondern in einem seitlichen Teil des Corpus uteri, so kommt es an der Nidationsstelle zu einer deutlichen Ausbuckelung und Verschiebung der Konturen, was zu diagnostischen Fehlschlüssen Anlaß

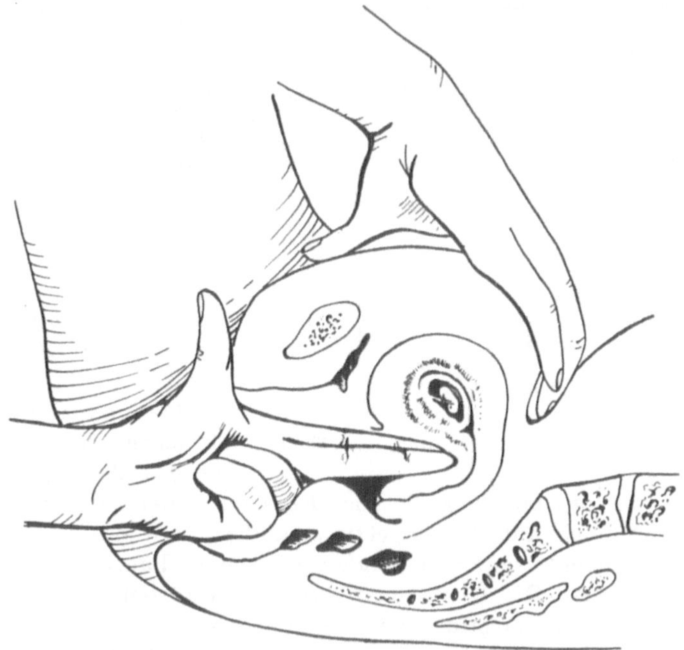

Abb. 67. Bimanuelle Untersuchung, starke Kompressibilität des Isthmus. HEGARsches Schwangerschaftszeichen.

geben kann. Im Gegensatz zu Myomen der betreffenden Hornpartie, ist diese nach PISKAČEK genannte Ausladung immer weich und auch weicher als die anderen Teile des Uterus.

In der ersten Zeit der Schwangerschaft erstreckt sich die Auflockerung des Uterus hauptsächlich auf das Corpus, während die Cervix noch derb ist. Der zwischen Corpus und Cervix gelegene Isthmus ist zwar nicht so stark aufgelockert wie das Corpus, aber weicher als die Cervix. Bei der bimanuellen Untersuchung ist die Grenzpartie, die dem Isthmus entspricht, dadurch weich und gut eindrückbar, so daß man manchmal den Eindruck hat, daß die beiden palpierenden Finger sich berühren. Dieses HEGARsche Schwangerschaftszeichen spielt ebenfalls für die Diagnose der Frühschwangerschaft eine Rolle.

2. Vergrößerung des Uterus in der Schwangerschaft.

Außer in der Konsistenz prägt sich die Schwangerschaft vornehmlich in einer kontinuierlichen Größenzunahme aus. Im ersten Monat ist der Uterus nicht wesentlich vergrößert, lediglich der Dickendurchmesser hat etwas zugenommen. Im 2. Monat erreicht der Uterus die Größe eines Gänseeies, im 3. Monat wird er faustgroß, im 4. Monat kindskopfgroß und verläßt die Ebene des kleinen Beckens. Dann wird er bereits bei der äußeren Untersuchung 2 querfingerbreit oberhalb der Symphyse fühlbar. Eine Gegenüberstellung von Größe des Uterus und von Größe und Gewicht der Frucht ergibt nebenstehende Tabelle.

Tabelle 2.

Monat	Größe des Uterus	Größe der Frucht in cm	Gewicht der Frucht in g
1.	Birnengroß . . .	0,1	—
2.	Gänseeigroß . . .	4	—
3.	Frauenfaustgroß .	9	25
4.	Kindskopfgroß . .	16	80
5.	2 Kindskopfgroß .	25	300
6.	Kopfgroß	30	600
7.	Fundus 2—3 Querfinger über dem Nabel	35	1100
8.	Fundus 2—3 Querfinger unter rechtem Rippenbogen	40	1700
9.	Fundus erreicht den Rippenbogen	45	2400
10.	Fundus 2—3 Querfinger unter rechtem Rippenbogen	50	3300

Diese wesentliche Vergrößerung des Uterus überträgt sich selbstverständlich auch auf die Bauchdecken, die durch das Gebärmutterwachstum gedehnt werden, besonders im oberen Bauchabschnitt oberhalb des Nabels. Die Überdehnung ist am stärksten gegen Ende des 9. Schwangerschaftsmonats, wenn der Fundus uteri den Rippenbogen erreicht. Zu dieser Zeit klagen die Schwangeren oft über Druckgefühl auf den Magen, dadurch bedingt Appetitlosigkeit, Atemnot beim Treppensteigen und Schlaflosigkeit. Wenn im 10. Monat der vorangehende Teil ins Becken eintritt, lassen diese Druckbeschwerden wieder nach. Jedoch kommt es zu einer stärkeren Vorwölbung des unteren Bauchabschnittes.

O. Schwangerschaftszeichen.

Bei den Zeichen, die für eine Schwangerschaft sprechen, unterscheiden wir: a) mutmaßliche, b) wahrscheinliche, c) sichere.

a) Die mutmaßlichen Schwangerschaftszeichen sind allgemeiner Natur. Sie äußern sich in: 1. Zunahme des Leibesumfangs, Erweiterung der unteren Thoraxapertur, Zunahme des physiologischen Fettpolsters, besonders an Becken und Brust, Auftreten von Striae.

2. Pigmentverschiebungen (Chloasma, Linea fusca).

3. Schwindelgefühl, morgendlichem Erbrechen, Übelsein, Magendruck.

4. Innersekretorischen Störungen, vegetative Stigmata (Erröten, Erblassen, nervöse Gereiztheit), psychische Veränderungen.

b) Die wahrscheinlichen Schwangerschaftszeichen sind diejenigen, die am Genitale der Frau und an den sekundären Geschlechtsmerkmalen nachgewiesen werden können. Hierhin gehören anamnestisch das Sistieren der Menstruation (Amenorrhoe) bei vorher regelmäßigem Zyklus, objektiv die Vergrößerung des Uterus, Hyperämie, Auflockerung und Cyanose des äußeren Genitale und der Scheide, livide Verfärbung der Portio, die Vergrößerung der Brüste mit stärkerer Venenzeichnung, die deutliche Absetzung des Warzenhofes und schließlich die auch hier auftretenden Schwangerschaftsstreifen.

c) Die sicheren Schwangerschaftszeichen sind alle Lebensäußerungen des Feten. Hierhin gehören in erster Linie die Herztöne, deren Zahl zwischen 120 und 140 Schlägen in der Minute liegt. Sie sind in der Regel erstmalig zu Beginn bis zur Mitte des 5. Monats deutlich nachzuweisen und sind besonders gut an der Stelle der Leibeswand zu hören, der der Rücken des Kindes am nächsten liegt.

Bei Schädellagen sind sie zwischen Nabel und Symphyse zu hören. Bei 1. Schädellage (Rücken links) auf der linken Seite, bei 2. Schädellage (Rücken rechts) auf der rechten Seite. Bei Steißlagen finden sie sich oberhalb des Nabels, bei 1. Steißlage wieder auf der linken, bei 2. Steißlage auf der rechten Seite. Während bei *Flexionslagen* die Herztöne immer auf der Seite des kindlichen *Rückens* zu hören sind, sind sie bei *Deflexionslagen*, wo die Brust der Bauchwand näherrückt, auf der Seite der kindlichen *Brust* vernehmbar. Die kindlichen Herztöne können deshalb nicht mit dem mütterlichen Puls verwechselt werden, weil sie in ihrer Frequenz deutlich höher liegen. Für den Anfänger empfiehlt es sich im Zweifelsfalle den Puls der Mutter zu fühlen, während gleichzeitig an der Bauchwand auskultiert wird. Zum Hören der Herztöne eignet sich nicht das normale Stethoskop, sondern ein Stethoskop mit breiter Ausmündung (s. Abb. 69).

Außerdem kann man bei der Untersuchung oft Kindsbewegungen spüren, die ebenfalls als sicheres Schwangerschaftszeichen zu werten sind. Der Mutter werden die Kindsbewegungen in der Hälfte der Schwangerschaft, ungefähr im 5. Monat, bewußt. Sie werden von sensiblen Schwangeren besonders anfänglich leicht mit peristaltischen Darmbewegungen verwechselt. Diese Kindsbewegungen sind durch die kleinen Teile ausgelöst, d. h. also durch Arme und Beine, die man besonders in der zweiten Schwangerschaftshälfte deutlich fühlen kann. Der Nachweis von Herztönen, das Fühlen von Kindsbewegungen und kleinen Teilen lassen die Diagnose der Schwangerschaft mit Sicherheit stellen, die durch die Palpation der Kindesteile ergänzt werden kann.

Der röntgenologische Nachweis von Kindesteilen ist bereits im 4. Monat der Schwangerschaft mit Sicherheit zu erbringen. Ein Verfahren, das allerdings immer nur in der Klinik Anwendung finden kann. Am frühesten röntgenologisch nachweisbar sind Schlüsselbein, Rippen und die Diaphyse der Oberschenkel. In der Spätschwangerschaft gelingt es immer auch die Haltung und Stellung des Kindes zu bestimmen und unter besonderen Aufnahmebedingungen auch seine Beziehungen zum mütterlichen Becken.

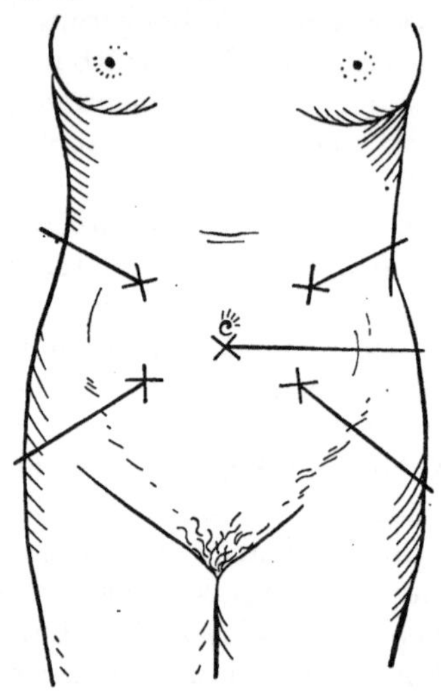

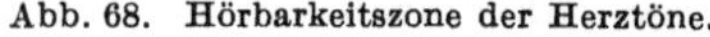

Abb. 68. Hörbarkeitszone der Herztöne.

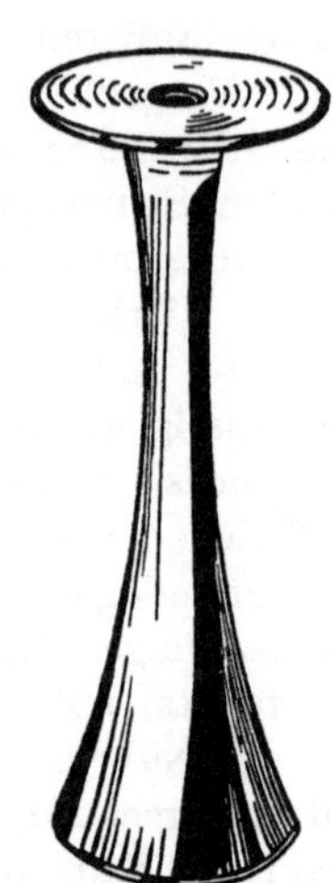

Abb. 69. Geburtshilfliches Stethoskop.

Als sicheres Schwangerschaftszeichen ist noch die biologische Mäuseprobe nach Aschheim-Zondek zu erwähnen, die in 98% sichere Resultate ergibt, und deren prinzipielle Bedeutung bereits auf S. 41 besprochen wurde.

VIII. Das knöcherne Becken, die Beckenmessung und die Beckenanomalien.

A. Die Knochen des Beckens.

Das knöcherne Becken des Erwachsenen besteht aus 4 Knochen: den beiden Hüftbeinen, Ossa coxae, dem Kreuzbein, Os sacrum und dem Steißbein, Os coccygis. Die endgültige Verschmelzung der 3 einzelnen Knochen, die das Hüftbein aufbauen, erfolgt erst zur Zeit der Pubertät, und deshalb werden die einzelnen Teile des Hüftbeins im klinischen Sprachgebrauch auch besonders benannt. Wir unterscheiden als obersten Teil des Hüftbeins das Darmbein mit den Darmbeinschaufeln, das Sitzbein und das Schambein. Die beiden Schambeine vereinigen sich in der Symphyse. Sie haben einen horizontalen und einen absteigenden Ast, die die mediane Begrenzung des Foramen obturatum bilden, während die laterale Begrenzung durch das Sitzbein gebildet wird. Zwischen beiden Hüftbeinen ist das Os sacrum eingeschoben und gelenkig durch die Articulatio sacro-iliaca (Articulus sacro-ilicus) verbunden. Das Hüftbein umschließt die Gelenkpfanne für den Kopf des

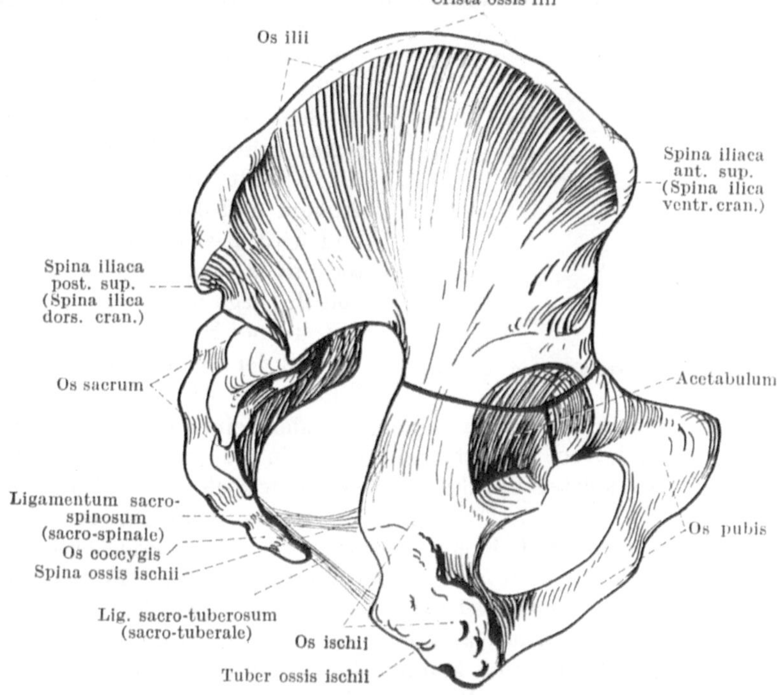

Abb. 70. Knöchernes Becken von der Seite.

Oberschenkels im sog. Acetabulum; hier stoßen die das Hüftbein aufbauenden Teile zusammen. Von besonderer geburtshilflicher Wichtigkeit ist das Darmbein, das für die Beckenmessung drei wichtige Punkte stellt. Bogenförmig nach außen verläuft die Darmbeinleiste oder der Darmbeinkamm, eine wulstige Knochenauftreibung, an der die breiten Bauchmuskeln inserieren. Die Darmbeinleiste läuft nach vorn aus in die Spina ilica ventralis cranialis, nach hinten in die Spina ilica dorsalis cranialis. Am Sitzbein sind zu unterscheiden die eigentlichen Sitzbeinknorren, die Tubera ossis ischii und oberhalb von ihnen die Spinae ossis ischii, die nach innen verlaufen und zur räumlichen Orientierung innerhalb des Beckenraumes wichtig sind. Sie können in manchen Fällen den Beckenausgang verengen. Vom Tuber ossis ischii verläuft zum Kreuzbeinflügel das Lig. sacro-tuberosum (Lig. sacro-tuberale) und vom Kreuzbein zur Spina, unterhalb des ersten Bandes am Kreuzbein ansetzend, das Lig. sacro-spinosum (Lig. sacro-spinale).

Die beiden Hüftbeine werden durch das Kreuzbein zusammengehalten, das keilförmig zwischen sie geschoben ist. Die größte Breite dieses Keils liegt oben, nach unten zu läuft er im Os coccygis spitz aus. Die gelenkige Verbindung wird durch die Articulatio sacro-iliaca (Articulus sacro-ilicus) bedingt. Von hier aus verläuft an der Innenseite des Beckens eine Leiste, die in ihrem hinteren Anteil stärker gewölbt ist und die sich nach vorn in dem Kamm des horizontalen Schambeinastes fortsetzt. Diese Linie stellt die Grenze zwischen großem und kleinem Becken dar und wird deshalb auch als Linea terminalis bezeichnet. Oberhalb von ihr liegt das große, unterhalb das kleine Becken, das für den Verlauf der Geburt von besonderer Wichtigkeit ist.

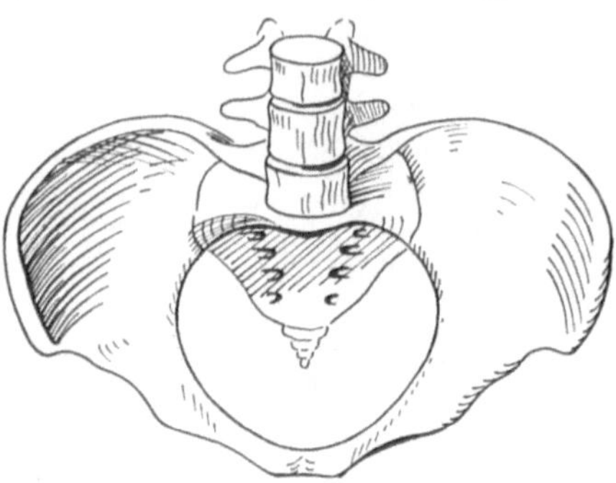

Abb. 71. Knöchernes Becken von oben.

Das Kreuzbein hat keinen geraden, sondern einen nach dem Beckeninneren zu konkaven Verlauf; das Steißbein ist gegen diese konkave Linie nochmals stärker abgeknickt. Lendenwirbelsäule und Kreuzbein verlaufen nicht in einer Frontalebene. Dadurch kommt es zwischen letztem Lenden- und 1. Kreuzbeinwirbel zu einem knöchernen Vorsprung, der als Promontorium bezeichnet wird. Das Promontorium findet sich nur am menschlichen Skelet und fehlt bei allen Vierfüßlern. Es stellt einen Sockel dar, auf dem die Last des Rumpfes ruht. Die Krümmung des Kreuzbeins kommt durch den Zug der Beckenbodenmuskulatur zustande. Das Promontorium engt den Beckeneingang ein und erschwert dadurch bei der Geburt den Eintritt des vorangehenden Teils. Die Verbindungslinie zwischen dem vorspringendsten Punkt des Promontoriums und dem vorspringendsten Punkt der Symphyse stellt die engste Stelle des Beckeneingangs dar. Weiterhin bedingt die Krümmung des Kreuzbeins, daß der knöcherne Geburtskanal nicht in einer Geraden verläuft, sondern daß er nach vorn gebogen ist. Die Beweglichkeit der einzelnen Beckenknochen gegeneinander in den Gelenken ist bei der nichtschwangeren Frau nur sehr gering. In der Schwangerschaft wird jedoch der gesamte Bandapparat, wie wir bereits erwähnt haben, durch die Wirkung des Follikelhormons aufgelockert, so daß dadurch eine erhöhte Verschieblichkeit der einzelnen Knochen gegeneinander, und durch Vergrößerung des Symphysenspalts eine geringe Erweiterung des Beckeneingangs erfolgt. Die Hinterwand des kleinen Beckens ist vom Beginn des Promontoriums bis zur Steißbeinspitze eine gekrümmte knöcherne Wand, was bei der Geburt eine wesentliche Rolle spielt, während die Vorderwand des Beckeneinganges nur durch die 2—3 cm hohe Symphyse gebildet wird. Die Kreuz- und Steißbeinfläche ist daher 3mal länger als die Vorderwand.

B. Die Muskeln des Beckens.

Die Innenfläche des Beckens ist von Muskeln ausgekleidet, deren Verlauf für die Drehung des kindlichen Kopfes unter der Geburt nach Ansicht mancher Autoren von wesentlicher Bedeutung sein soll. Frei

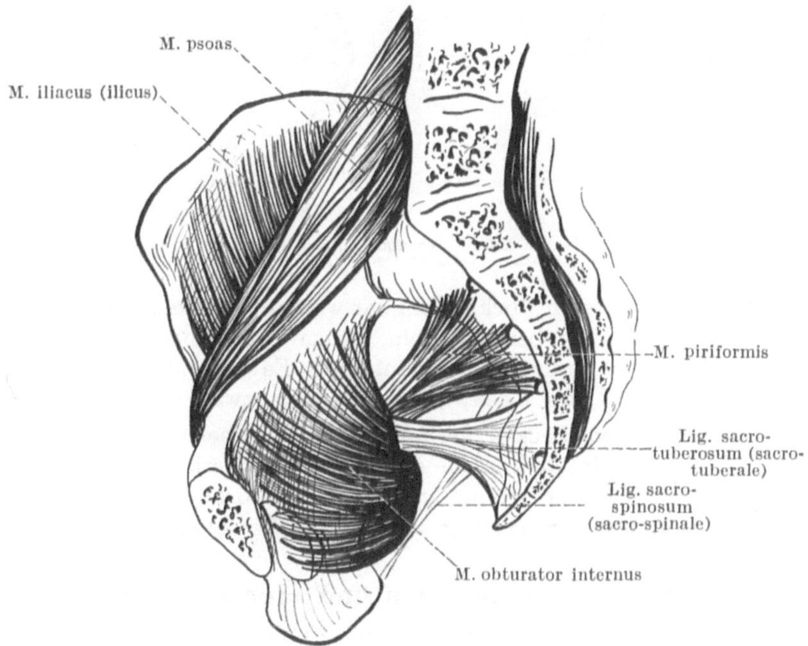

Abb. 72. Die Muskeln der Innenseite des Beckens.

von Muskulatur ist die Vorder- und Hinterwand des Beckens, während die Seitenwände mit starken Muskelpaketen bepackt sind.

Oberhalb der Linea terminalis verläuft der M. ilicus, der die Innenseite der Beckenschaufeln bedeckt und medial von ihm, das Becken seitlich einengend, der M. psoas, der in schrägem Verlauf von der Seitenfläche der Lendenwirbelsäule nach dem Trochanter minor verläuft. Unterhalb der Linea terminalis findet sich querverlaufend, von den Kreuzbeinflügeln kommend und zur Spitze des Trochanter major ziehend, der M. piriformis und vor ihm mit entgegengesetzter Faserrichtung das Foramen obturatum überquerend und von der medianen Fläche der Membrana obturatoria entspringend, der M. obturator internus, der nach der Incisura ischiadica minor verläuft.

C. Unterschiede zwischen männlichem und weiblichem Becken.

Zwischen männlichem und weiblichem Becken bestehen grundsätzliche Unterschiede, die beim Kleinkind schon angedeutet sind, und nach der

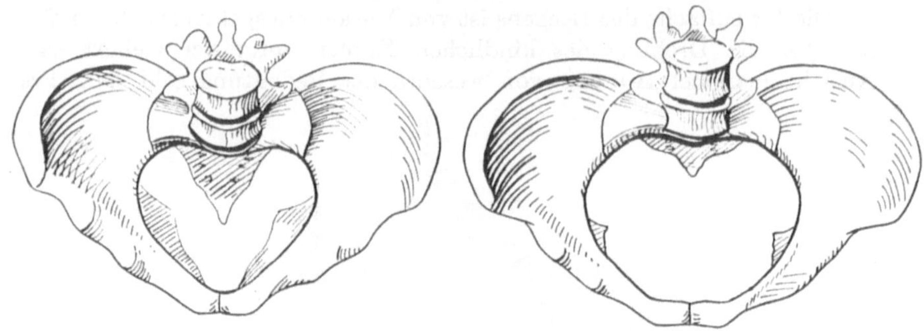

Abb. 73. Männliches und weibliches Becken.

Pubertät auf den ersten Blick erkennbar werden. Das männliche Becken hat steil gestellte Darmbeinschaufeln, schmale Kreuzbeinflügel und eine dadurch bedingte geringe Querspannung. Es verläuft trichterförmig nach unten, der Schambogenwinkel ist spitz, etwa 75°.

Beim weiblichen Becken verlaufen die Darmbeinschaufeln weniger steil. Die Kreuzbeinflügel laden stark aus und verleihen dem Becken dadurch eine große Querspannung. Die trichterförmige Verengung nach unten fehlt und der Schambogenwinkel beträgt etwa 100°.

D. Die Beckenebenen und -durchmesser.

Durch das Einspringen des Promontoriums ist der Beckeneingang nicht rund, sondern in seiner Mitte eingeengt, so daß eine kartenherzförmige Figur entsteht. Wir unterscheiden am Becken einen Quer- und einen Längsdurchmesser. Der Längsdurchmesser verläuft vom vorspringendsten Punkt des Promontoriums zum vorspringendsten Punkt der Symphyse; er gibt die tatsächliche Beckenweite an: *Conjugata vera obstetritia* (Conjugata vera mediana). Beim normal weiten Becken beträgt diese Entfernung *11 cm*.

Die Entfernung von der Mitte des Promontoriums bis zur Mitte des inneren Symphysenrandes wird Conjugata vera anatomica genannt.

Der quere Beckendurchmesser gibt den größten Abstand der beiden Lineae terminales an.

Außerdem werden noch 2 schräge Durchmesser unterschieden: Der *1. Schrägdurchmesser* verläuft von *links vorn nach rechts hinten*, und zwar vom linken Tuberculum pubicum nach der rechten Articulatio sacro-iliaca (Articulus sacro-ilicus), der *2. Schrägdurchmesser von rechts vorn nach links hinten,* vom rechten Tuberculum pubicum nach der Articulatio sacro-iliaca (Articulus sacro-ilicus) der linken Seite (12,5 cm).

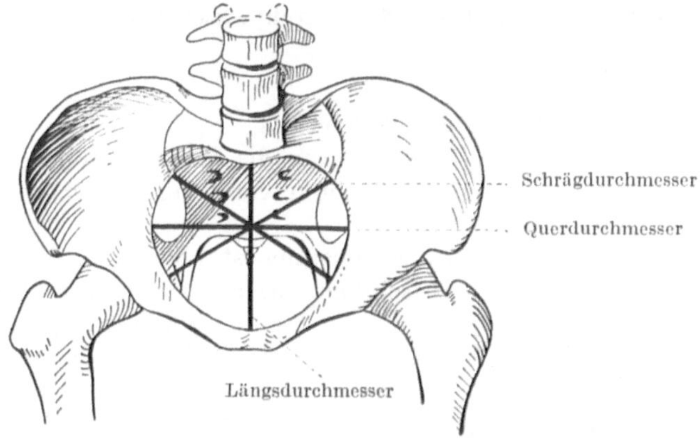

Abb. 74. Becken von oben mit eingezeichneten Durchmessern.

Zur besseren räumlichen Einteilung und zur genaueren Bestimmung des Standes des vorangehenden Kindesteils unter der Geburt ist man dazu übergegangen, noch verschiedene Beckenebenen zu unterscheiden, und zwar:

1. Beckeneingang, — 2. Beckenweite, — 3. Beckenenge, — 4. Beckenausgang.

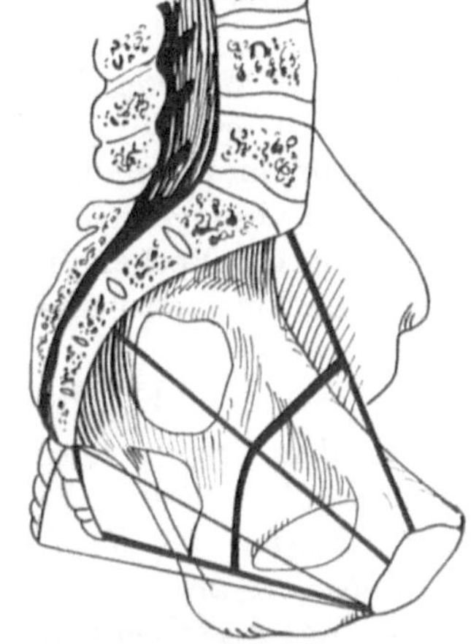

Abb. 75. Sagittalschnitt durch das Becken mit Darstellung der 4 Ebenen und der Beckenführungslinie.

1. Der Beckeneingang.

Der Beckeneingang wird begrenzt seitlich durch die beiden Lineae terminales, nach vorn durch den vorspringendsten Punkt der Symphyse und nach hinten durch den vorspringendsten Punkt des Promontoriums. Längsdurchmesser = Conjugata vera = 11 cm, Querdurchmesser = 13,5 cm.

2. Die Beckenweite.

Die Beckenweite wird begrenzt von der Mitte des 3. Kreuzbeinwirbels, d. h. von der Stelle, wo die Kreuzbeinhöhlung am tiefsten ist. Die Ebene verläuft seitlich durch die Hinterwand der Acetabula und trifft vorn die Mitte der Symphyse. Sie ist fast kreisrund, sowohl der Längs- wie der Querdurchmesser betragen 12 cm.

3. Die Beckenenge.

Die Beckenenge wird gebildet hinten von der Articulatio sacro-coccygea, seitlich durch die beiden Spinae ischiadicae und vorn durch den Unterrand der Symphyse. Der Längsdurchmesser beträgt 11 cm, der Querdurchmesser 10,5 cm.

4. Der Beckenausgang.

Der Beckenausgang wird hinten durch die Steißbeinspitze, seitlich durch die beiden Tubera ossis ischii und vorn durch den Unterrand der Symphyse gebildet.

Während der Querdurchmesser konstant ist und der größten Entfernung der beiden Tubera ossis ischii entspricht — er beträgt 11 cm — ist der Geraddurchmesser durch die zwischen Kreuz- und Steißbein bestehende gelenkige Verbindung variabel. Er beträgt 9,5 cm, kann sich aber durch die Steißbeinbeweglichkeit auf 11,5 cm erweitern (s. auch Abb. 75).

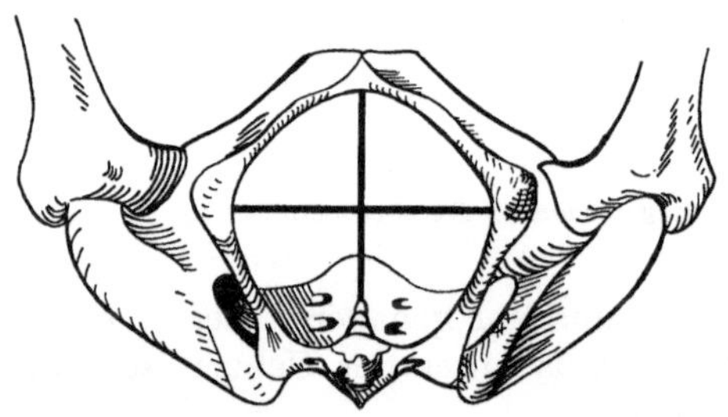

Abb. 76. Beckenausgang und Beckenausgangsebene.

Die Verbindung der Mittelpunkte der Geraddurchmesser der verschiedenen Beckenebenen wird als *Führungslinie* des Beckens bezeichnet. Sie verläuft bis zur Beckenmitte gerade, d. h. bis zur Höhe des 3. Kreuzbeinwirbels und biegt dann in einem nach der Symphyse konkav verlaufenden Bogen um. Der vorangehende Teil des Kindes wird durch die knöcherne Schienung der Beckenhinterwand (Kreuz- und Steißbein) in diese Führungslinie hineingezwungen.

E. Die Messung des Beckens.

Für den Verlauf jeder Geburt ist von den genannten 4 Beckenebenen der Längsdurchmesser des Beckeneingangs von ausschlaggebender Bedeutung. Passiert der Kopf den Beckeneingang, so werden Schwierigkeiten von seiten des knöchernen Beckens nur noch in den seltensten Fällen eintreten. Die Entscheidung, ob der Kopf eines normal großen Kindes den Beckeneingang passieren kann oder nicht, muß vor jeder Geburt durch Messung der lichten Weite des Beckeneingangs gefällt werden. Über die lichte Weite der Beckenebene geben uns 2 Maße sichere Auskunft, der Quer- und der Längsdurchmesser (= Conjugata vera). Der Querdurchmesser mit 13,5 cm ist für den Durchtritt des Kopfes eigentlich immer groß genug, und so ist schließlich die Frage nach der Eintrittsmöglichkeit des kindlichen Kopfes nur eine Frage nach der Länge der Conjugata vera.

Die Schwierigkeit der geburtshilflichen Untersuchung liegt darin, daß dieses Maß einer direkten Messung nicht zugänglich ist, so daß wir uns mit Behelfsmaßen begnügen müssen, die uns die Länge der Conjugata vera nur annähernd erkennen lassen.

An solchen Behelfsmaßen stehen uns die äußere und die innere Beckenmessung zur Verfügung.

1. Die äußere Beckenmessung.

Von den 4 äußeren Beckenmaßen gibt uns nur die Conjugata externa einen Anhaltspunkt für die Länge der Conjugata vera, während die anderen 3 Beckenmaße (Distantia spinarum, cristarum und trochanterica) lediglich über die Querspannung des Beckens Auskunft geben.

Die *Conjugata externa* ist die Entfernung von der Grube zwischen letztem Lumbal- und 1. Sacralwirbel bis zum oberen, äußeren Symphysenrand. Sie beträgt *20 cm* und wird auch Diameter Baudelocquii genannt. Durch Abzug von 9 cm vom gemessenen Wert der Conjugata externa erhält man die Conjugata vera. Aber dieses Externamaß hat nur dann klinische Bedeutung, wenn die Conjugata externa wesentlich kleiner ist als normal. Nur wenn die Differenz zum Normalmaß 3 cm oder mehr beträgt, darf mit Wahrscheinlichkeit auf eine Beckenverengung geschlossen werden.

Auch der Querdurchmesser des Beckeneingangs ist nicht direkt meßbar, sondern wir müssen aus dem Verlauf der Beckenschaufeln Rückschlüsse auf seine Größe ziehen. Da die Muskulatur und das Fett die direkte äußerliche Messung des Querdurchmessers des Beckeneingangs verhindern, ist die Messung an den Darmbeinkämmen und am Oberschenkelhals eingeführt worden, an Knochenpunkten also, die unmittelbar unter der Haut liegen. So wurden zur Messung des Querdurchmessers folgende Punkte festgelegt:

1. Die Distantia spinarum iliacarum anteriorum superiorum (Distantia spinarum ilicarum ventralis cranialis), d. h. die größte Entfernung von der Spitze der beiden Darmbeinkämme, die auch klinisch als *Distantia spinarum* bezeichnet wird. Sie beträgt *26 cm* beim normalen Becken.

2. Die *Distantia cristarum*, die die größte Entfernung der beiden Darmbeinkämme mißt, beträgt *29 cm.*

3. Die größte Entfernung der Oberschenkelrollhügel (Trochanter maior femoris), die als *Distantia trochanterica* bezeichnet wird und *32 cm* beträgt. Ist die Auffindung der Trochanteren schwierig, dann empfiehlt es sich, die Beine etwas anheben und nach außen rotieren zu lassen, wodurch die Knochenpunkte deutlicher fühlbar werden.

Weiterhin gibt eine rautenförmige Grube, die sich am Rücken der stehenden Frau mehr oder minder deutlich abzeichnet, einen Anhaltspunkt für die Form des Beckens. Diese Michaelissche *Raute* wird von folgenden 4 Punkten begrenzt: Oben von der Grube zwischen letztem Lumbal- und 1. Sacralwirbel, seitlich durch die beiden Spinae dorsales

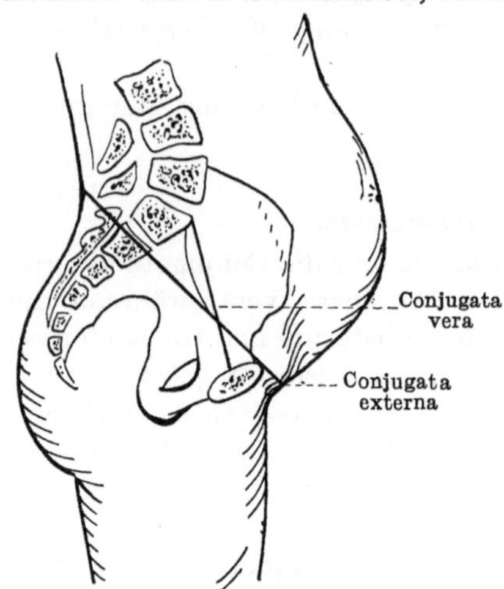

Abb. 77. Verhältnis der Conjugata externa zur Conjugata vera.

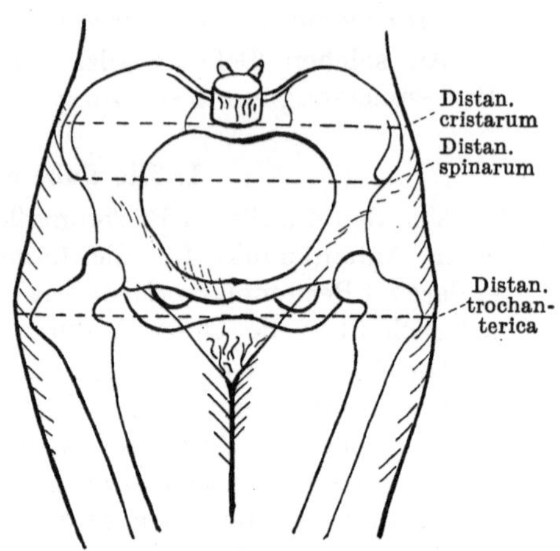

Abb. 78. Äußere Quermaße des Beckens.

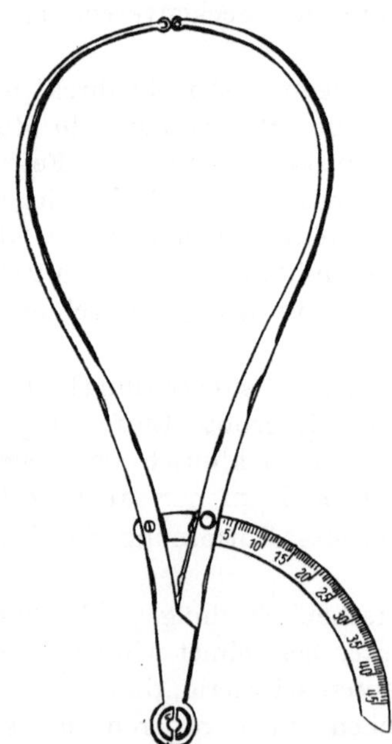

Abb. 79. MARTINscher Tasterzirkel.

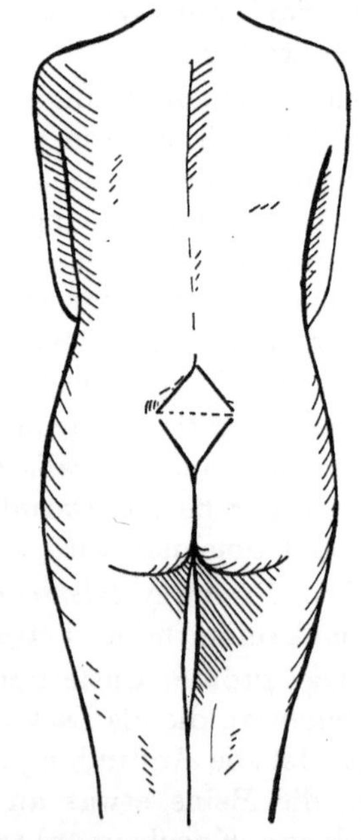

Abb. 80. Darstellung der MICHAELISschen Raute bei einer normalen Schwangeren (schematisch).

ossis ilii und unten von dem Punkt, in dem die beiden Glutaen sich berühren.

Beim normalen Becken stellt diese Raute 2 gleichseitige Dreiecke dar. Sie wird kleiner, wenn das Becken in allen seinen Maßen verengt ist; der oberste Winkel ist stumpf, er kann schließlich ganz verstreichen, wenn das Kreuzbein tiefer in das Becken eingesenkt ist. Praktisch wird dadurch der Längsdurchmesser verkürzt, die Querspannung aber größer, was beim rachitisch-platten Becken der Fall ist.

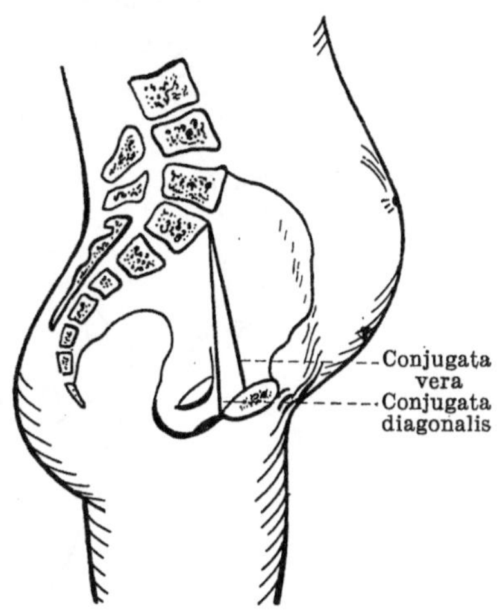

Abb. 81. Medianer Sagittalschnitt mit Conjugata vera und diagonalis.

2. Die innere Beckenmessung, Conjugata diagonalis.

Aus dem Gesagten ist zu ersehen, daß die äußere Beckenmessung für die Bestimmung des Längsdurchmessers sehr ungenau ist und in Zweifelsfällen keine Klarheit bringt. Man ist daher dazu übergegangen, die Conjugata vera, auf deren genaue Bestimmung es vor der Geburt schließlich ankommt, durch die relativ einfache innere Messung der *Conjugata diagonalis* zu ersetzen.

Die Bestimmung der Conjugata diagonalis erfolgt bei der auf dem Rücken mit erhöhtem Gesäß liegenden Frau. 2 Finger der gut desinfizierten Hand werden in die Scheide eingeführt, tasten sich vor bis zum vorspringendsten Punkt des Promontoriums, welches bei stärker verengtem Becken im allgemeinen leicht zu erreichen ist.

Der untere, äußere Rand der Symphyse, bzw. das Lig. arcuatum wird auf der Hand markiert und mit dem MARTINschen Tasterzirkel die Entfernung von der Marke bis zur Spitze des Mittelfingers abgemessen. Bei normal weitem Becken beträgt die *Conjugata diagonalis 13 cm*, und man kann durch Abzug von 2 cm die Conjugata vera errechnen. Da die Conjugata diagonalis jedoch abhängig ist vom Stand der Symphyse, können auch hier Berechnungsfehler auftreten, die vor der Messung berücksichtigt werden müssen.

Steht die Symphyse hoch, so wird die Conjugata diagonalis weniger groß sein; steht der Unterrand der Symphyse jedoch tiefer als das Promontorium, so wird die Conjugata diagonalis größer sein.

Im Vergleich zur Messung des Becken-*Eingangs* ist die Bestimmung der Durchmesser des Becken-*Ausgangs* sehr viel weniger wichtig. Der Beckenausgang stellt bei der Geburt nur selten ein Hindernis dar. Zur Bestimmung des Symphysenwinkels, der im allgemeinen ein stumpfer ist, legt man nach SELLHEIM die beiden Daumen auf die absteigenden Schambeinäste, so daß die Daumenspitzen sich unter dem Lig. arcuatum berühren.

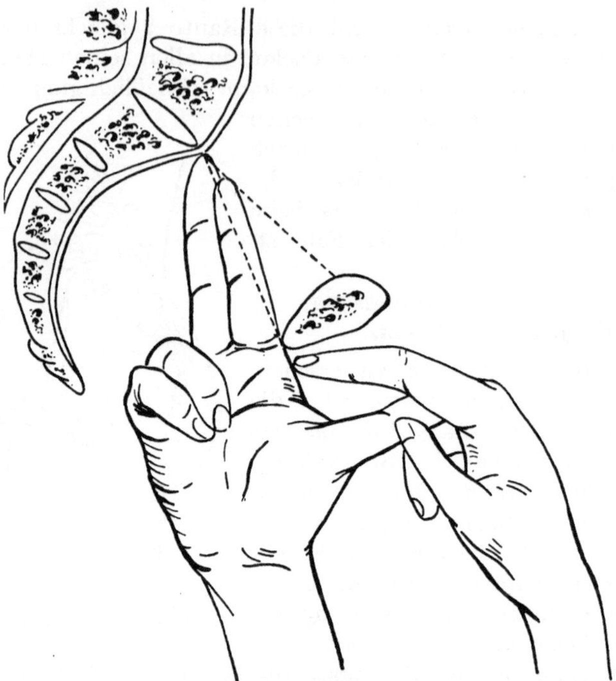

Abb. 82. Messung der Conjugata diagonalis.

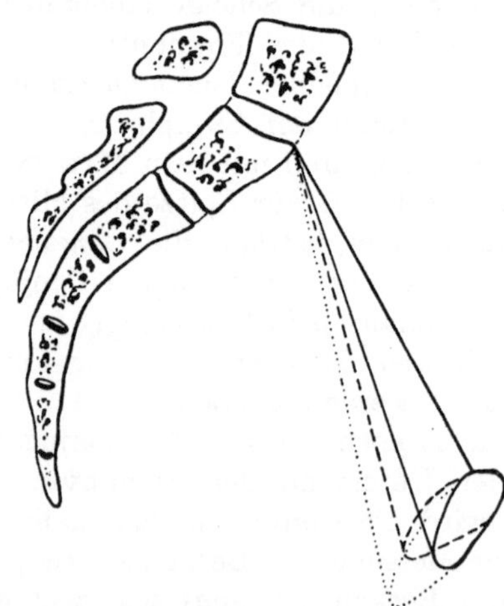

Abb. 83. Conjugata diagonalis bei Hoch- und Tiefstand der Symphyse.

Praktisch wird man bei der Untersuchung einer Schwangeren mit der Bestimmung der äußeren Beckenmaße auskommen. Nur wenn sich Abweichungen von den äußeren Normalwerten finden oder die MICHA-

ELISsche Raute verzerrt ist oder der Allgemeineindruck der Schwangeren Beckenanomalien vermuten läßt, darf man auf die innere Beckenmessung nicht verzichten. Dem Kliniker steht in solchen Fällen die röntgenologische Conjugata vera-Messung nach GUTHMANN-MARTIUS zur Verfügung.

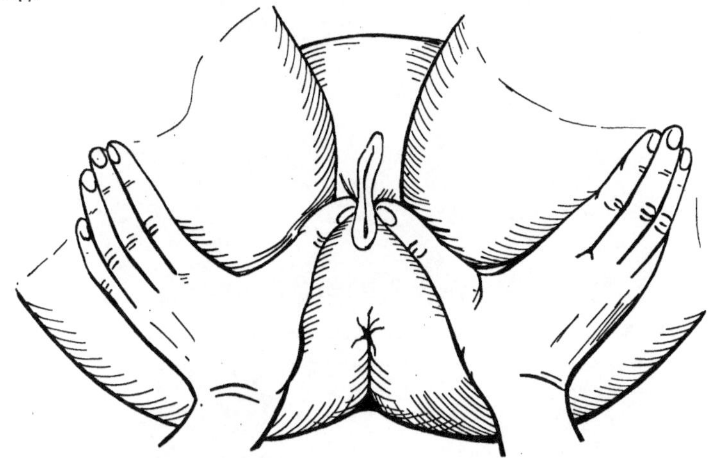

Abb. 84. Abformung des Schambogens.

Auch die exakteste Messung einer normal großen Conjugata vera gibt nicht ohne weiteres die Garantie für den Eintritt des kindlichen Kopfes, der stets ins Verhältnis zum mütterlichen Becken gesetzt werden muß. So ist verständlich, daß bei normal großer Conjugata vera ein großer kindlicher Kopf den Beckeneingang nicht passieren kann (Abb. 85), während ein kleiner kindlicher Kopf auch bei einer verkürzten Conjugata vera im Beckeneingang kein Hindernis zu finden braucht (Abb. 86).

F. Beckenanomalien.

Allgemeine Vorbemerkungen und Begriffsbestimmungen.

Für die praktische Geburtshilfe spielen die Beckenmaße und die genaue Kenntnis der Beckengröße bei der Geburtsprognose eine maßgebliche Rolle; denn die Quer- und Längsdurchmesser bzw. die Form des Beckens können durch frühere Entwicklungsstörungen so stark verändert sein, daß der vorangehende Teil weder am Ende der Schwangerschaft noch bei kräftiger Wehentätigkeit unter der Geburt in das Becken eintreten kann. Eine spontane Entbindung ist damit nicht möglich.

Es kommt aber für den klinischen Verlauf nicht nur auf die hochgradigen Beckenverengerungen an, die auf den ersten Blick als solche erkennbar sind, sondern gerade auf die Fälle von geringgradiger Beckenverengung, bei denen die Frage, ob eine Spontangeburt möglich

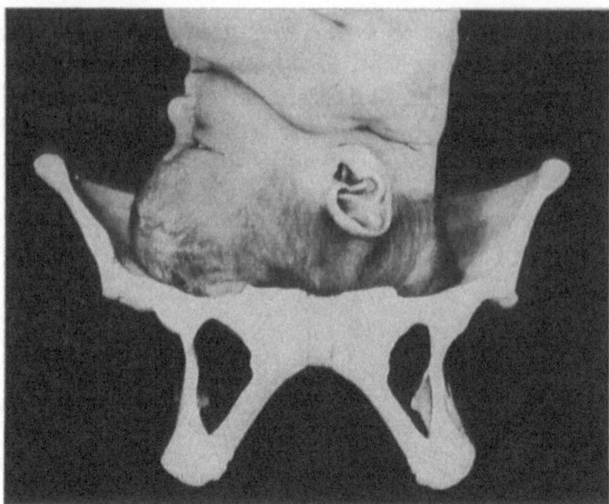

Abb. 85. Normales Becken mit übergroßem Kopf. Trotz Vera von 11 cm Spontangeburt unmöglich.

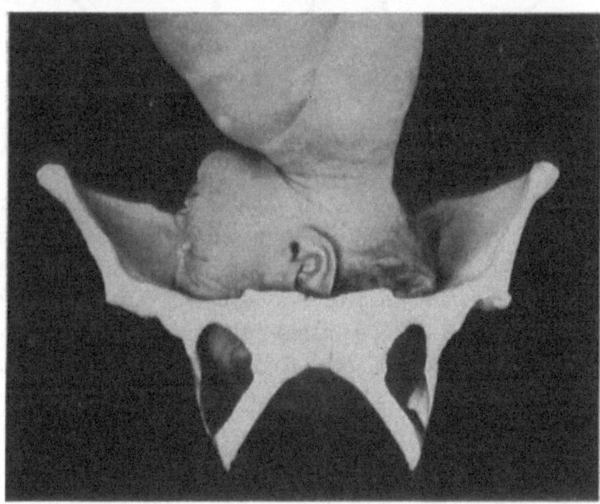

Abb. 86. Leicht verengtes Becken, Vera 10 cm kleiner Kopf. Spontangeburt möglich.

ist oder nicht, erst kurze Zeit vor der Geburt bzw. nach dem Einsetzen von Wehen beantwortet werden kann.

Die Nähte des kindlichen Kopfes gestatten eine Verschieblichkeit der Schädelknochen gegeneinander, so daß dadurch der Kopfumfang sich verkleinern kann (Konfigurationsmöglichkeit).

Diese Verkleinerung des kindlichen Schädels ist aber auch nur bis zu einem gewissen Grade möglich; denn sie hat eine Kompression des Schädelinneren, einen Zug an den Hirnhäuten und damit die Gefahr der Zerreißung der in den Hirnhäuten verlaufenden venösen Sinus zur Folge.

Es ist Sache der geburtshilflichen Erfahrung und der sorgfältigen ärztlichen Untersuchung in jedem Fall von engem Becken, die Frage nach der Möglichkeit oder Unmöglichkeit einer Spontangeburt zu erörtern.

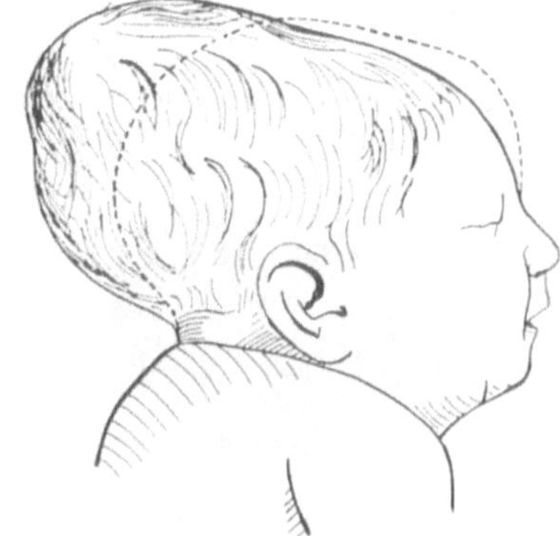

Abb. 87. Konfiguration des kindlichen Schädels.

Dabei muß man sorgfältig auf die Zeichen achten, die für eine Schädigung des Kindes sprechen.

Als enge Becken bezeichnen wir nach LITZMANN die Becken, deren Durchmesser um $1^1/_2$—2 cm kleiner als die normalen Durchmesser sind. Diese nur geringgradig verengten Becken kommen in 10—15% bei Schwangeren und Gebärenden vor. Die Zahl der Becken, die eine wesentliche Komplikation unter der Geburt oder gar eine Geburtsunmöglichkeit bedingen, sind selten und betragen nur bis zu 5%; diese machen *diagnostisch* kaum Schwierigkeiten.

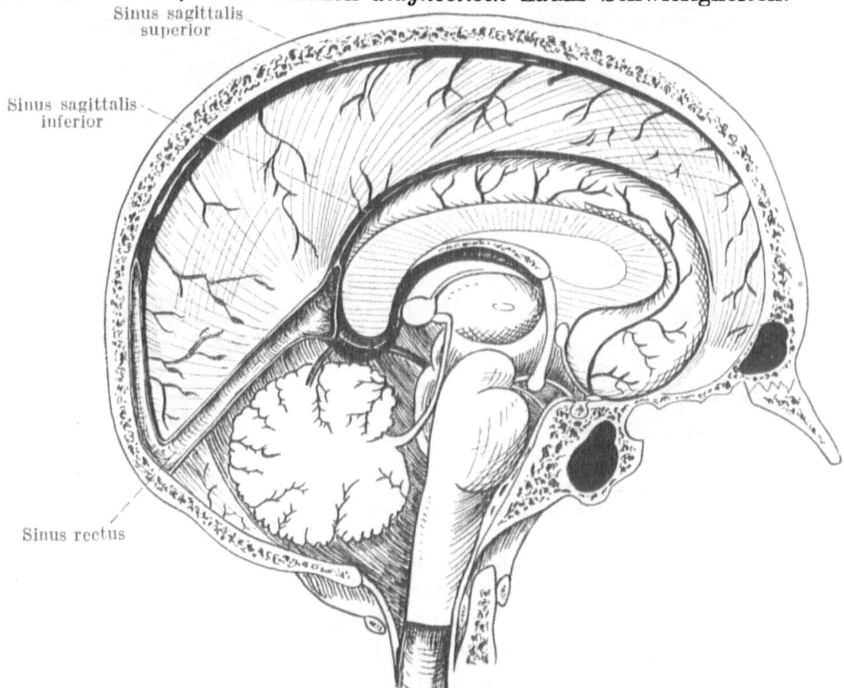

Abb. 88. Venöse Sinus des Gehirns. (Halbschematisch.)

Wir haben gesehen, daß die typische Form des weiblichen Beckens erst innerhalb der Entwicklungsjahre zusammen mit den übrigen Skeletteilen ausreift und auch durch hormonale Impulse ganz wesentlich beeinflußt wird, wie der Unterschied zwischen männlichem und weiblichem Becken verdeutlicht. Entwicklungsstörungen werden also für die Ent-

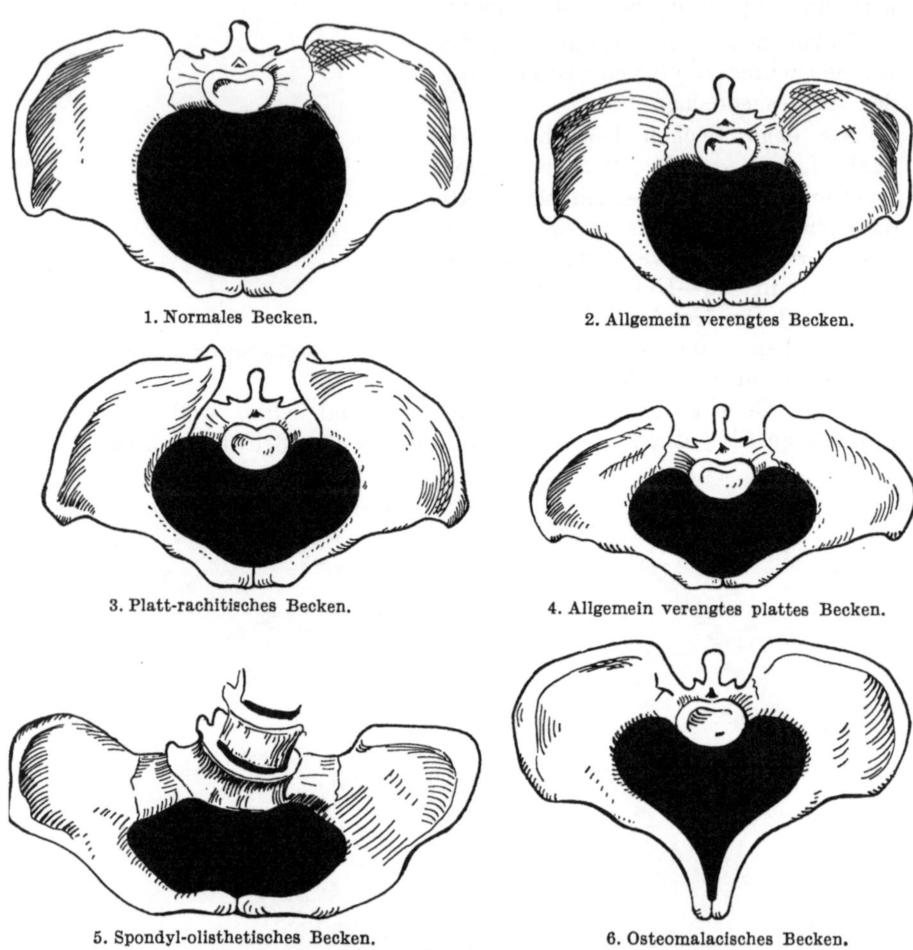

1. Normales Becken. 2. Allgemein verengtes Becken. 3. Platt-rachitisches Becken. 4. Allgemein verengtes plattes Becken. 5. Spondyl-olisthetisches Becken. 6. Osteomalacisches Becken.

Abb. 89. Die häufigsten Formen von Beckenverengerung.

stehung des engen Beckens am häufigsten eine Rolle spielen, während andere Veränderungen dagegen zahlenmäßig zurücktreten. Krankheiten in der Kindheit, die also während des Aufbaues des knöchernen Skelets klinisch manifest werden, werden sich besonders auch am Becken auswirken müssen. Unter diesen Erkrankungen spielt die Rachitis eine wesentliche Rolle, die neben Krankheitszeichen am übrigen Skelet auch am Becken charakteristische Veränderungen hinterläßt. Während die Veränderungen anderer Knochen sich später mehr oder weniger wieder zurückbilden können, sind Verkürzungen des geraden Beckendurchmessers oft nur mehr die einzigen Anzeichen für eine früher überstandene Rachitis.

Aus didaktischen Gründen ist es zweckmäßig, die Einteilung von LITZMANN zugrunde zu legen, die von der Form des Beckens ausgeht. Wir unterscheiden:

1. die allgemein gleichmäßig verengten Becken, bei denen alle Durchmesser kleiner sind, als es der Norm entspricht.

2. Partiell verengte Becken (platt- oder geradverengte Becken).

a) das einfach platte Becken, — b) das rachitisch platte Becken, — c) das allgemein verengte platte Becken, — d) das spondyl-olisthetische Becken, — e) das osteomalacische Becken, — f) das Trichterbecken.

Die anderen Beckenverengungen sind so selten, daß sie nicht in den Rahmen dieses Buches gehören. Am häufigsten von allen Beckenverengungen sind das allgemein gleichmäßig verengte Becken, das platte, das rachitisch platte und das allgemein verengte platte Becken, während die anderen obengenannten schon erheblich an Zahl zurücktreten.

1. Das allgemein gleichmäßig verengte Becken.

Dieses Becken ist in allen Durchmessern gleichmäßig verengt, so daß sowohl der Längsdurchmesser als auch der Querdurchmesser kleiner sind, als es der Norm entspricht. Diese gleichmäßige Beckenverengung zeigt bereits, daß es sich um eine alle Knochenteile gleichmäßig ergreifende Entwicklungsstörung handelt, die nicht nur auf das Becken beschränkt ist, sondern sich auch am übrigen Skelet bemerkbar machen muß. Wir finden diese Beckenform daher bei auffallend kleinen Frauen, sog. proportionierten Zwerginnen. Sie ist der Ausdruck einer allgemeinen Unterentwicklung. Die Beckenmaße betragen beispielsweise:

Distantia spinarum	24 (26) cm	Conjugata externa	18 (20) cm
Distantia cristarum	27 (29) cm	Conjugata diagonalis . . .	11 (13) cm
Distantia trochanterica . .	29 (32) cm	Conjugata vera	9 (11) cm

Die Normalmaße sind in Klammern gesetzt.

2. Partiell verengte Becken.

a) Einfach plattes Becken. Wie der Name bereits sagt, handelt es sich beim platten Becken ausschließlich um eine Verengung im Längsdurchmesser sämtlicher Beckenebenen, der am Beckeneingang seine stärkste Verkürzung erfährt. Die Knochenstruktur ist unverändert. Die Abplattung kommt dadurch zustande, daß das Kreuzbein tiefer in den Beckeneingang eingelassen ist, als es sonst der Fall zu sein pflegt.

b) Rachitisch plattes Becken. Das rachitisch platte Becken entsteht in der frühesten Jugend. Seine Ursache ist die Rachitis. Im Gegensatz zum einfach platten Becken ist nicht nur das Kreuzbein tiefer in den Beckenring eingelassen, sondern es sind auch noch Veränderungen am

Knochen selbst nachzuweisen. Durch die vermehrte Weichheit des Knochens und die Nachgiebigkeit seiner Struktur wird das Kreuzbein, auf dem die Hauptlast des Körpers ruht, entsprechend verändert und zwar erfolgt eine Drehung um seine Querachse. Sein oberer Anteil wird

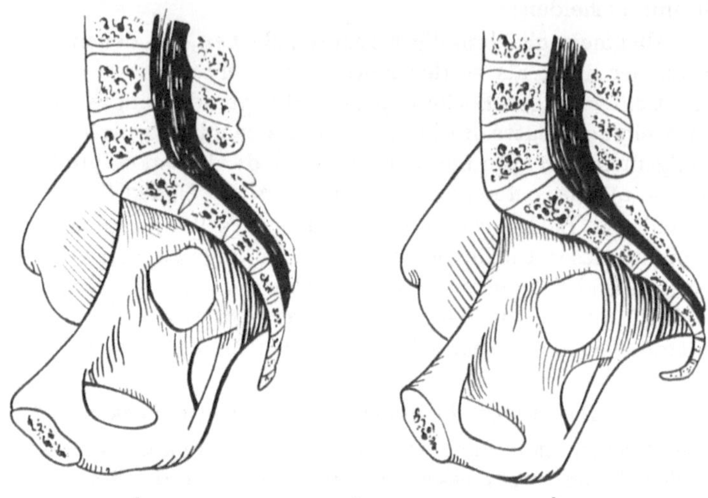

Abb. 90a und b. Sagittalschnitt. a Durch ein normales, b durch ein platt-rachitisches Becken. Die Kreuzbeinhöhlung ist weniger tief, das Steißbein hakenförmig abgeknickt, die Conjugata vera verkürzt.

also in das Becken hineingedrückt, während sein unterer Anteil nach hinten ausweicht. Durch den Zug der am Steißbein inserierenden Bänder wird dieses gegen das Kreuzbein hakenförmig abgeknickt. Die Veränderungen machen sich auch an den Darmbeinschaufeln bemerkbar, die sehr flach und so auseinandergedrängt sind, daß die Distantia spinarum genau so groß oder gar größer wird als die Distantia cristarum.

Die auffälligsten Veränderungen finden sich hier ebenfalls wieder am Beckeneingang, der dadurch charakteristisch ist, daß der Querdurchmesser größer, der Geraddurchmesser kleiner als normal ist. Im Gegensatz zum Beckeneingang ist der Beckenausgang weiter als beim normalen Becken. Dies ist bedingt durch das Ausweichen des unteren Kreuzbeinabschnitts nach hinten. Die Entfernung zwischen den Spinae ossis ischii wird ebenfalls größer und dadurch der Symphysenwinkel weiter und ausgesprochen stumpf. Die Beckenmaße betragen beispielsweise:

Distantia spinarum . . .	26 (26) cm	Conjugata externa . . .	17,5 (20) cm
Distantia cristarum . . .	26 (29) cm	Conjugata diagonalis . .	10,5 (13) cm
Distantia trochanterica .	32 (32) cm	Conjugata vera	8,5 (11) cm

Die Normalmaße sind in Klammern gesetzt.

c) Allgemein verengtes plattes Becken. Beim allgemein verengten platten Becken ist nicht nur der Geraddurchmesser, wie beim platten

Becken, verkürzt, sondern auch die anderen Beckendurchmesser sind kleiner, so daß wir in dieser Beckenform eine Kombination zwischen dem unter 1. erwähnten allgemein verengten Becken und dem unter 2. b) erwähnten platten Becken vor uns haben.

d) Spondyl-olisthetisches Becken (spondylos = Wirbel, olisthäsis = Gleiten). Diese Veränderung ist durch eine angeborene Entwicklungs-

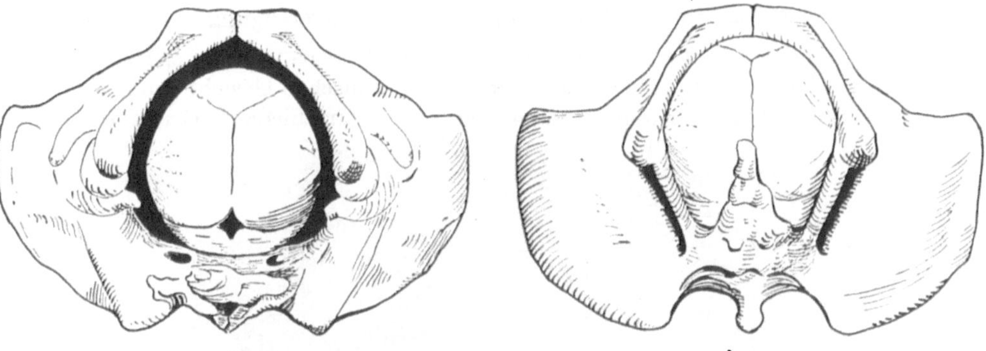

Abb. 91a und b. Kopf auf Beckenboden, Blick von unten. a Bei normalem Becken, Spielraum zwischen Kopf und Beckenausgang schwarz gezeichnet. b Bei Trichterbecken. Durch das Einspringen des Steißbeins und des Sitzbeinhöckers ist kein Zwischenraum zwischen Beckenausgang und Kopf vorhanden.

störung des letzten Lendenwirbelbogens bedingt. Der mittlere Knochenkern bleibt in seiner Entwicklung zurück, so daß der vordere und hintere Knochenkern sich nicht vereinigen können. Unter der statischen Belastung beim Stehen wird der vordere Teil des Wirbelkörpers nach vorn unten gedrückt, das Mittelstück, das später verknöchert, in die Länge gezogen, und so gleitet der letzte Lendenwirbel über den ersten Kreuzbeinwirbel nach vorne ab.

e) Osteomalacisches Becken. Als einzige Beckenverengerung kommt das osteomalacische Becken durch eine Erkrankung des *ausgereiften* Skeletsystems zustande. Es handelt sich um eine Knochenerweichung, die in einer Entkalkung besteht. Die Formveränderungen des Beckens bleiben bei der Progressivität der Krankheit nicht stationär, sondern nehmen immer weiter zu. Sie ergreifen alle Knochen des Beckens in gleichem Maße. Prinzipielle Unterschiede zwischen der Rachitis, die am wachsenden Knochen auftritt, und der Osteomalacie, die das ausgewachsene Becken befällt, bestehen nicht, denn sie sind Erscheinungen und wenig verschiedene Ausdrucksformen des Mangels an Kalk, Phosphorsäure und Vitamin D, die durch endokrine Faktoren, Schilddrüse, Hypophyse und Epithelkörperchen maßgebend beeinflußt werden.

f) Trichterbecken. Unter Trichterbecken verstehen wir eine Verengung, die ausschließlich den Beckenausgang betrifft, während der

Beckeneingang normal ist. Die Kreuzbeinflügel laden weniger weit aus. Dagegen ist das Kreuzbein länger, die Darmbeinkämme verlaufen steiler, der Symphysenwinkel ist spitz, so daß das Trichterbecken dem männlichen Becken sehr ähnelt.

Die Geburtsschwierigkeiten entstehen bei dieser seltenen Form in der Austreibungsperiode.

3. Die verschiedenen Grade der Beckenverengung.

Abgesehen von der Entstehung des engen Beckens und der speziellen Art der Verengung teilen wir die Becken nach klinischen Gesichtspunkten, das Veramaß als Grundlage nehmend, in 4 verschiedene Grade ein.

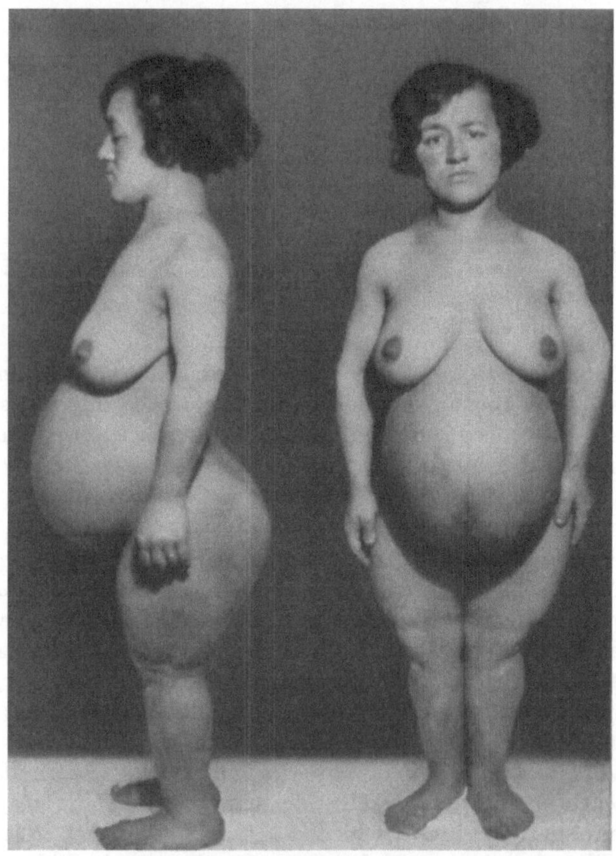

Abb. 92. Rachitischer Zwergwuchs. Hochgradig platt-rachitisches Becken. Vera = 5,5 cm.

Beckenverengung 1. Grades: Conjugata vera von 11—9,5 cm. Spontangeburt fast immer möglich.

Beckenverengung 2. Grades: Conjugata vera von 9,4—7,5 cm. Spontangeburt selten möglich.

Beckenverengung 3. Grades: Conjugata vera von 7,5—5,5 cm. Spontangeburt unmöglich. Nur zerstückelnde Operationen gestatten eine Geburt per vias naturales. Relatives Kaiserschnittbecken, ein lebendes Kind ist nur durch Schnittentbindung möglich.

Beckenverengung 4. Grades: Conjugata vera unter 5,5 cm. Absolutes Kaiserschnittbecken, selbst das zerstückelte Kind kann per vias naturales nicht mehr entwickelt werden.

Für die *Diagnose des engen Beckens* ist eine sorgfältige Erhebung der Anamnese wichtig, die nach Entwicklungsstörungen in früher

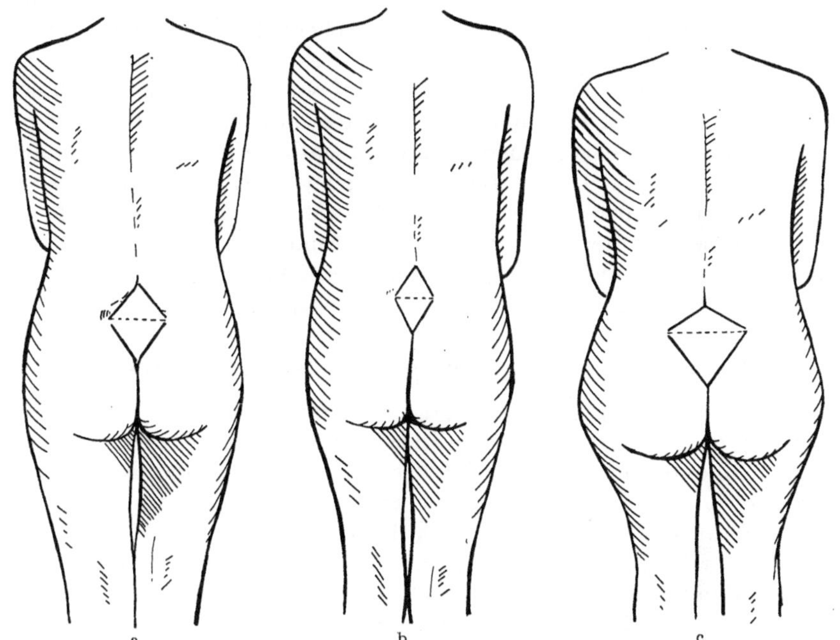

Abb. 93a—c. MICHAELISsche Raute bei a normalem Becken, b allgemein gleichmäßig verengtem Becken, c platt-rachitischem Becken.

Jugend zu fahnden hat, so besonders beim platten Becken nach einer überstandenen Rachitis. Es ist anamnestisch zu erforschen, wann die Schwangere laufen gelernt hat, bzw. ob sie nach einer gewissen Zeit das Laufen wieder verlernt hatte. Außerdem geben meist noch andere körperliche Merkmale einen Hinweis auf die Beckenverengung: Verkrümmung der Extremitäten mit O- und X-Beinen, rachitische Veränderungen der Zähne, Spitzbogengaumen, Caput quadratum usw.

In vielen Fällen und gerade in denen mit geringgradiger Beckenverengung, sind auch die Veränderungen am Skelet nur ganz geringe oder überhaupt nicht klinisch nachzuweisen und auch anamnestisch ergibt sich kein Anhaltspunkt für eine Rachitis. Gerade in solchen klinischen Grenzfällen ist es deshalb besonders wichtig, nicht nur das Becken zu messen, sondern den Gesamtkörper der Schwangeren zu betrachten; hierbei ist der bereits auf S. 103 erwähnten MICHAELISschen Raute besondere Aufmerksamkeit zu schenken, die bei Beckendeformierungen wesentliche Veränderungen erfährt.

Beim allgemein gleichmäßig verengten Becken proportionierter Zwerginnen, bilden die Schenkel der Raute oben und unten einen spitzen Winkel. Beim platt-rachitischen Becken und beim platten Becken liegt der obere Begrenzungspunkt tiefer, wodurch der obere Winkel sich erheblich abstumpft, so daß seine beiden Schenkel fast zu einer geraden Linie werden können.

In der Anamnese ist nach dem Verlauf vorangegangener Geburten zu fragen; denn man darf hoffen, daß bei spontanem Verlauf früherer Geburten auch die bevorstehende ohne wesentliche Störungen ablaufen wird. Handelt es sich um Beckenverengungen 1. und 2. Grades, so ist es erst unmittelbar vor der Geburt oder während der Geburt möglich, eine Prognose über den Ablauf zu stellen. Sind die Beckenverengungen stärker, so pflegen dafür in der Schwangerschaft schon Anzeichen vorhanden zu sein.

IX. Die Untersuchung der Schwangeren.

Zur Untersuchung einer schwangeren Frau gehören neben der Berechnung des Geburtstermins in der 2. Hälfte der Schwangerschaft (s. S. 72) die Bestimmung der Kindeslage, der Größe des Kindes, der Herztöne, der Beckenmaße und eine allgemeine Untersuchung, die sich unbedingt auch auf die Bestimmung des Blutdrucks und auf die Untersuchung des Urins zu erstrecken hat. Zur Ermittlung der Kindeslage und des Fundusstandes hat LEOPOLD 4 Handgriffe angegeben, die uns alle klinisch wichtigen Fragen beantworten.

A. LEOPOLDsche Handgriffe.

Der erste Handgriff dient zur Bestimmung des Standes des Fundus uteri, der in den einzelnen Monaten verschieden ist, und nur im 8. und 10. Monat übereinstimmt. Aber hier gibt die Menstruationsanamnese und die Messung des Leibesumfanges einen ausreichenden Hinweis, um auch objektiv den Zeitpunkt der Schwangerschaft zu bestimmen.

Die Technik gestaltet sich folgendermaßen: Der Untersucher stellt sich zur Seite der Schwangeren mit ihr zugekehrtem Gesicht. Die Außenkante der beiden Hände, deren Fingerspitzen sich fast berühren, tasten jetzt vom Nabel an aufwärts den Leib ab und versuchen in die Tiefe zu dringen, was am Fundusrande deutlich gelingt (Abb. 94).

Der 2. Handgriff dient zur Bestimmung der Stellung des Rückens und der Lage der kleinen Teile der Frucht. Infolge der starken Polsterung durch Uteruswand und Bauchdecken ist es nicht möglich, Einzelheiten zu unterscheiden. Man beschränkt sich auf die Bestimmung der großen und kleinen Teile. Große Teile sind Kopf und Steiß, kleine Teile die Gliedmaßen. Der Rücken bildet eine Walze und ist an seiner glatten Rundung meistens fühlbar, während die kleinen Teile an umschriebenen Vorsprüngen durch Füße und Knie kenntlich sind.

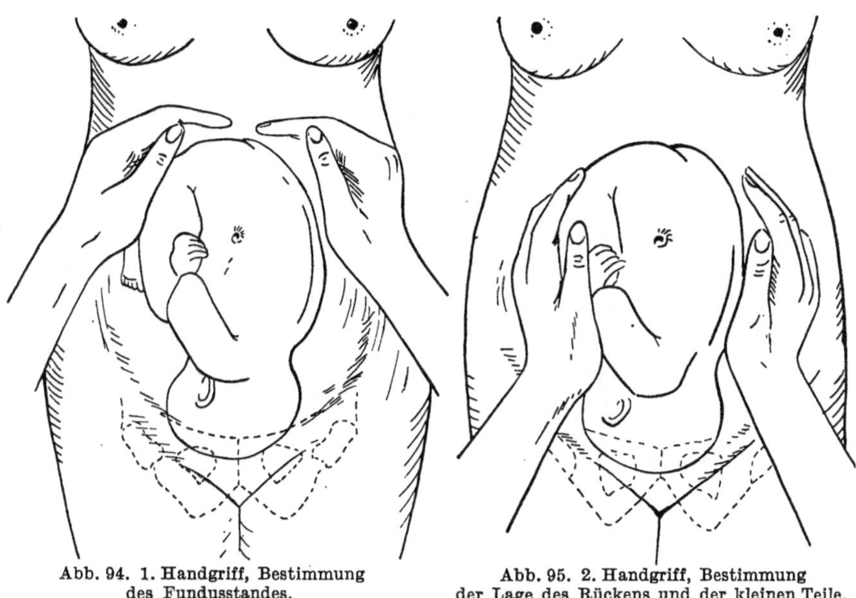

Abb. 94. 1. Handgriff, Bestimmung des Fundusstandes.

Abb. 95. 2. Handgriff, Bestimmung der Lage des Rückens und der kleinen Teile.

Die beiden Hände werden mit ihren Volarflächen an die seitlichen Partien des Uterus herangebracht, und nun fühlt zuerst die eine Hand unter Druck der anderen die Uteruskante ab und dann umgekehrt. Während der Untersuchung kann man öfter Kindsbewegungen spüren und auf diese Art und Weise die Diagnose der Kindeslage auf die erste Berührung hin stellen (Abb. 95). Ist der Untersucher ungeschickt, untersucht er robust oder drückt er zu stark, dann kommt es zu Kontraktionen der Muskulatur, die genauere Bestimmungen unmöglich machen. Dann ist es notwendig, bis zur völligen Erschlaffung der Uterusmuskulatur wieder zu warten.

Der 3. Handgriff dient zur Bestimmung der Lage und Größe des vorangehenden Teiles. Daumen und Zeigefinger werden weit voneinander abgespreizt und fassen den seitlichen, unteren Gebärmutterabschnitt. Durch ruckweise Bewegungen der Hand wird versucht, den vorangehenden Kindesteil in schwingende Bewegungen zu setzen. (Abb. 96). Steht der Kopf, was ja bei Mehrgebärenden bis zu Wehenbeginn immer der Fall ist, beweglich über dem Beckeneingang, so hat man deutlich das Gefühl des Ballottierens. Ist der Kopf ins Becken eingetreten, so ist er um so schwerer beweglich, bzw. völlig unbeweglich oder unauffindbar, je tiefer er steht. Bei Steißlagen, d. h. bei Lagen, bei denen der Steiß den vorangehenden Teil bildet, und der Kopf des Kindes im Fundus liegt, ist die Beweglichkeit des vorangehenden Teils eine geringere und die kugelige Wölbung weniger deutlich als bei Schädellagen.

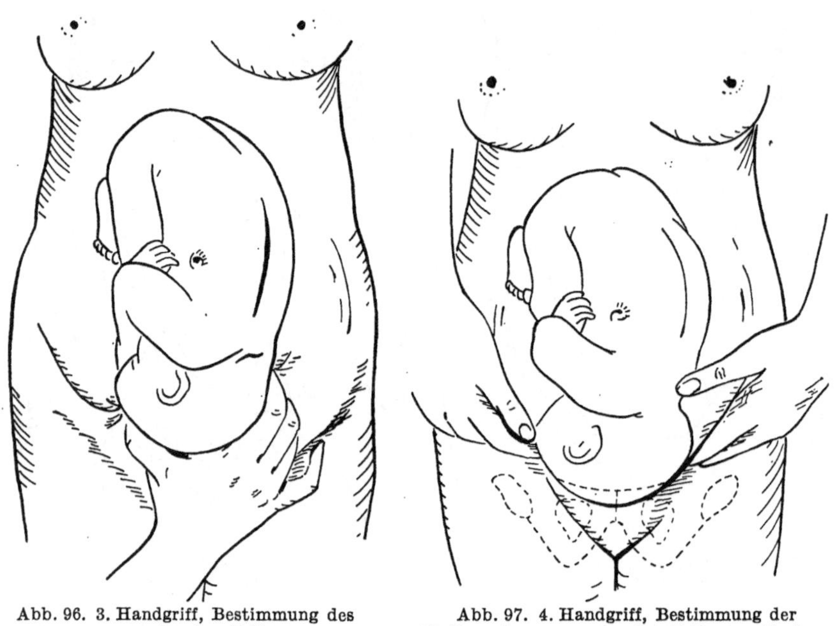

Abb. 96. 3. Handgriff, Bestimmung des vorangehenden Teils.

Abb. 97. 4. Handgriff, Bestimmung der Stellung des vorangehenden Teils zum Becken.

Der 4. Handgriff beantwortet die Frage, ob der vorangehende Kindesteil schon im Becken steht. Der Untersucher dreht dabei dem Gesicht der Schwangeren den Rücken zu und steht an ihrer Seite. Die 4 Finger der beiden Hände drängen an der seitlichen Uteruskante die Bauchdecken in die Tiefe nach dem kleinen Becken zu. Die Untersuchung erfolgt mit flach aufgelegten Fingerspitzen (Abb. 97). Auf diese Art und Weise ist es möglich, einzelne Teile, z. B. Stirn und Hinterhaupt voneinander zu unterscheiden, und dem geübten Untersucher gelingt es so, bei der Kreißenden den Fortschritt der Geburt festzustellen und auf die innere Untersuchung zu verzichten.

B. Messung des Leibesumfanges.

Die Größe des Kindes läßt sich im allgemeinen schon angeben aus der Größe des vorangehenden Kopfes, der bei dem 3. und 4. Leopoldschen Handgriff abgetastet wird. Eine weitere Stütze bei der Bestimmung der Kindesgröße bildet die Messung des Leibesumfanges, die an *der* Stelle zu geschehen hat, wo die größte Vorwölbung ist. Der *Leibesumfang* beträgt am Ende der Schwangerschaft *100 cm*. Er kann natürlich auch andere Werte ergeben, die nicht durch die Kindesgröße bedingt sind. So kann er z. B. bei übergroßer Fruchtwassermenge (Hydramnion oder Polyhydramnie), bei Mehrlingsschwangerschaften oder sehr fettreichen Bauchdecken über 100 cm liegen. Beim Hydramnion werden die einzelnen Teile des Kindes nur schwer zu tasten sein, und man wird

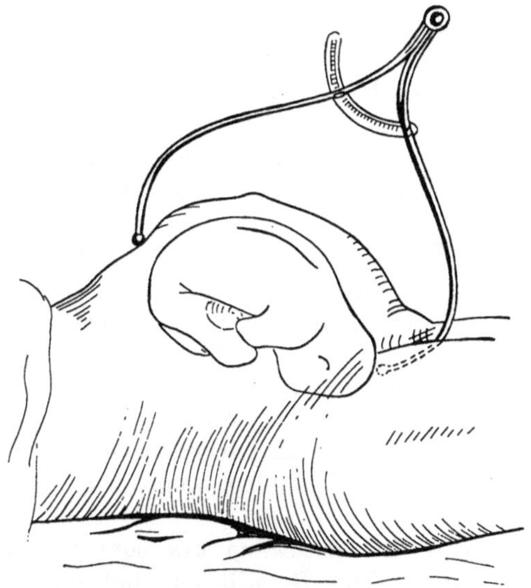

Abb. 98. Intrauterine Messung der Kindesgröße nach AHLFELD.

bei den LEOPOLDschen Handgriffen, die ja immer die Untersuchung einer Schwangeren einleiten sollen, größeren Schwierigkeiten begegnen und sich nur schwer ein klares Bild machen können. Zur Differentialdiagnose zwischen Hydramnion und sehr fettreichen Bauchdecken zieht man zweckmäßigerweise den Umfang des oberen Drittels des Oberschenkels zum Vergleich mit heran. Er beträgt normalerweise 54 cm. Die Vergleichsmaße können immer die Frage klären, ob der übergroße Bauchumfang durch den Fettreichtum der Bauchdecken oder durch andere Ursachen bedingt ist. Bei den Mehrlingsschwangerschaften kann man Herztöne an verschiedenen Stellen des Leibes mit verschiedener Frequenz hören und wird viele kleine Teile fühlen können.

C. Intrauterine Bestimmung der Kindeslänge.

Die Länge des Kindes wird nach AHLFELD mit dem Beckenzirkel bestimmt, wobei als Fehlerquelle wieder die Bauchdeckendicke eine Rolle spielt. Bei *Erst*gebärenden wird im letzten Schwangerschaftsmonat der Knopf des einen Schenkels des Beckenzirkels im vorderen Scheidengewölbe direkt auf den Kopf angesetzt, bei *Mehr*gebärenden und bei beweglich über dem Beckeneingang stehendem Kopf auf die Bauchdecken direkt oberhalb der Symphyse und der andere Knopf auf den Fundus. Die Messung, die ja nur die Kopf-Steißlänge des Kindes ergibt, beträgt bei normal großem Kind 25 cm, ist also halb so groß wie das reife Kind, das in Strecklage mit den unteren Extremitäten gemessen wird.

D. Lage, Haltung und Stellung der Frucht.

Unter Lage der Frucht verstehen wir das *Verhältnis ihrer Längsachse zur Längsachse des Uterus*. Wir müssen also Längs-, Quer- und Schieflagen unterscheiden. Ist der Kopf der vorangehende Teil, so sprechen wir von Schädellagen, verläuft die Kindesachse schräg oder schief, von Schieflagen, wenn die Kindesachse quer zur Uteruslängsachse verläuft von Querlagen.

Unter *Haltung der Frucht* verstehen wir das *Verhältnis der einzelnen Fruchtteile* zueinander. Normalerweise bildet die fetale Wirbelsäule einen dorsal-konvexen Bogen. Der Kopf ist auf die Brust gebeugt, die Arme liegen gekreuzt über dem Thorax, die Beine mit maximal gebeugtem Hüft- und Kniegelenk dem Bauch an.

Unter *Stellung* verstehen wir den *Stand des kindlichen Rückens* und sprechen von erster Stellung bei Längslagen, wenn der Rücken auf der linken Seite der Mutter, von 2. Stellung, wenn er auf der rechten Seite der Mutter steht.

Als *Einstellung* wird die *Beziehung des vorangehenden Teils zum Beckeneingang* bezeichnet. Die Geradlagen sind die häufigsten aller Lagen und machen 99,2% der Geburten aus, während die Querlagen nur 0,8% betragen. Von den Längslagen entfallen 96% auf Schädellagen, und 3,2% auf Beckenendlagen.

Die Herztöne sind bei gebeugtem Kopf immer auf der Seite des kindlichen Rückens zu hören, bei gestrecktem Kopf mitunter auch auf der Seite der Brust und das um so stärker, je weiter das Kinn von der Brust entfernt ist.

Die Beckenmessung ist bereits im vorigen Kapitel näher besprochen und die wichtigsten Punkte wurden dort erklärt. Die Maße seien hier nochmals kurz zusammengestellt; sie betragen bei normal großem Becken:

Querdurchmesser:

Distantia spinarum	26 cm
Distantia cristarum	29 cm
Distantia trochanterica	32 cm

Längsdurchmesser:

Conjugata externa oder Diameter Baudelocquii	20 cm
Conjugata diagonalis	13 cm
Conjugata vera	11 cm

Bei der Untersuchung der Schwangeren ist besonders auf Anzeichen des ödemo-nephrotischen Symptomenkomplexes zu achten, neben dem zahlenmäßig in der 2. Hälfte der Schwangerschaft die anderen Erkrankungen weit zurücktreten. Es muß deshalb nachgesehen werden, ob keine Ödeme an den Unterschenkeln vorhanden sind und anamnestisch erfragt werden, ob eine Neigung zum abendlichen Anschwellen der Füße besteht. Der Urin ist wenigstens auf Eiweiß zu untersuchen. Findet sich ein positiver Eiweißbefund, dann ist es notwendig, das Sediment zu kontrollieren auf das Vorhandensein von Erythrocyten und Zylindern, was für eine Nierenparenchymschädigung spricht. Die Blutdruckmessung ergänzt die beiden Untersuchungen. Aus der Palpation des Pulses allein kann man niemals einen sicheren Anhaltspunkt für die Spannung und damit für die Höhe des systolischen Druckes gewinnen.

E. Symptome des engen Beckens in der Schwangerschaft.

Bei engem Becken bleibt der Kopf, da er nicht eintreten kann, über dem Beckeneingang stehen. Er findet sich häufig nicht über der Mitte des Beckeneingangs, sondern ist seitlich abgewichen, außerdem pflegt die Kontur des Kopfes die Symphyse zu überragen. Da der Bauchraum durch den hochschwangeren Uterus maximal ausgefüllt ist, kann bei Nichteintreten des Kopfes ein Ausgleich nur durch stärkere Vorwölbung des Bauches erfolgen, die zu einer Überdehnung der Bauchmuskulatur führen muß. Sind wie bei Erstgebärenden die Bauchdecken straff und wenig nachgiebig, so wölbt sich nur der Teil des Leibes oberhalb des Nabels vor; es kommt zur Bildung eines Spitzbauches. Sind die Bauchdecken, was häufiger der Fall ist, schlaff, so sinkt der Uterus nach vorn; es kommt zu einem ausgesprochenen Hängebauch, bei einer deutlichen Anteflexionsstellung des Uterus. Da der Uterus nun durch die überdehnte Bauchmuskulatur keinen Halt findet, so kann er hin- und herpendeln, und diese abnorme Beweglichkeit des Fruchthalters führt auch zu einer abnormen Beweglichkeit des Feten, da der vorangehende Teil ja nicht im Becken fixiert ist. Lageanomalien sind dann häufig. Querlagen, Schieflagen und Fußlagen kommen vermehrt vor, ebenso aber auch Anomalien bei Schädellagen, die sich in einer Deflexion der kindlichen Wirbelsäule äußern, so daß nicht das Hinterhaupt den tiefsten Punkt bildet, sondern Vorderhaupt, Stirn oder Gesicht (Deflexionslagen).

X. Die normale Geburt.

A. Vorboten der Geburt.

Der Geburtsbeginn ist nicht plötzlich, sondern es gehen ihm objektive Veränderungen und Erscheinungen voraus, die auch von der Frau empfunden werden. Während im 9. Monat der Fundus uteri

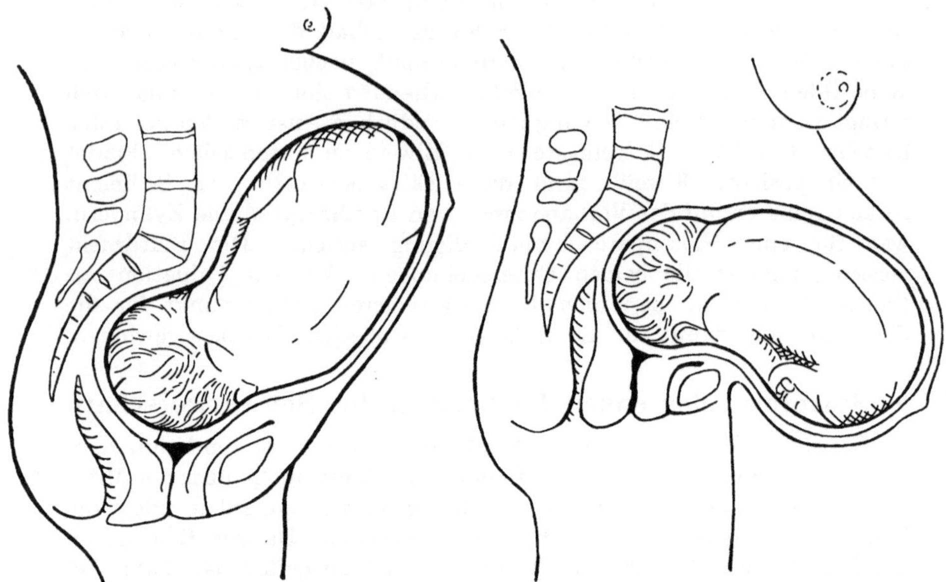

Abb. 99. Erstgebärende, Ende der Zeit, normales Becken, Spitzbauch.

Abb. 100. Mehrgebärende, Ende der Zeit, normales Becken, Hängebauch.

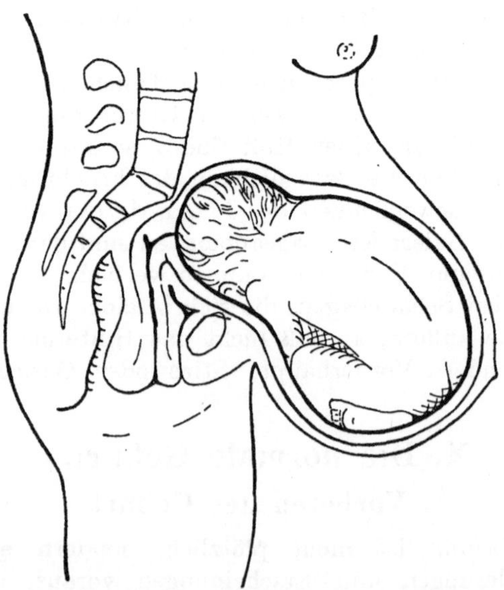

Abb. 101. Erstgebärende, Ende der Zeit, verengtes Becken, ausgesprochener Hängebauch mit deutlicher Anteflexionsstellung des Uterus und über dem Beckeneingang beweglich stehendem Kopf.

am Rippenbogen steht, sinkt er etwa 4 Wochen vor der Geburt so weit nach unten, daß er gut 2 Querfinger unterhalb des rechten Rippenbogens zu stehen kommt. Diese Senkung wird subjektiv von der Schwangeren als wehenartiges Ziehen empfunden (Senkwehen). Das Aussehen des Bauches ändert sich, der Leib sinkt stärker nach unten.

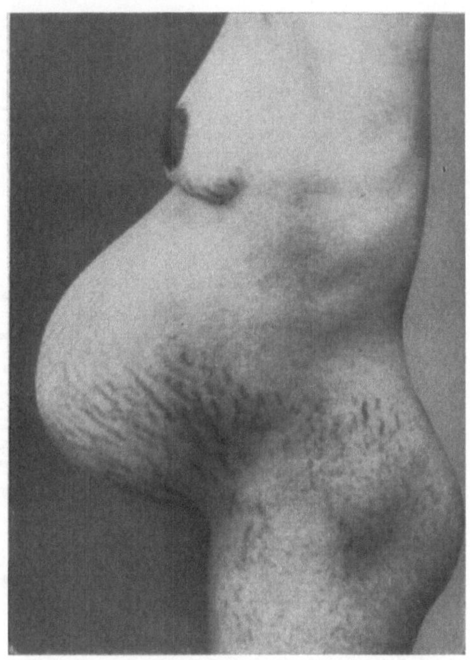

Abb. 102. Hochschwangere mit gesenktem Bauch, starke Striae gravidarum.

Durch das Tiefertreten des vorangehenden Teils, im allgemeinen des Kopfes, entfaltet sich der untere Abschnitt der Gebärmutter stärker, der Isthmus wird maximal auseinandergedrängt, besonders seine Vorderwand nach unten vorgewölbt. Dadurch wird der äußere Muttermund nach hinten verzogen und bei der inneren Untersuchung schwerer erreichbar.

Der Geburt unmittelbar voraus geht die Abstoßung des glasigen Cervicalpfropfes, des sog. KRISTELLERschen Schleimpfropfes, der mit Blut vermischt ausgestoßen wird („die Kreißende zeichnet"). Bereits zu dieser Zeit verspürt die Frau kurze, unregelmäßig auftretende Zusammenziehungen des Leibes, die sog. Vorwehen, die mehrere Tage, ja sogar schon mehrere Wochen vor der Geburt auftreten können. Sie pflegen nachts häufiger zu sein und stärker beachtet zu werden als untertags.

Über die Ursachen des Geburtseintritts ist Sicheres noch nicht bekannt. An seiner hormonalen Auslösung kann jedoch kein Zweifel sein. Das Follikelhormon bewirkt am Ende der Schwangerschaft eine besonders starke Tonusvermehrung und macht den Uterus wehenbereit, was klinisch schon in den Schwangerschaftswehen und den oben erwähnten Senkwehen seinen Ausdruck findet. Der Uterus wird also durch das Follikelhormon für die wehenanregenden Substanzen des Hypophysenhinterlappens sensibilisiert, welche schließlich die Wehen auslösen. Es ist gelungen aus dem Hypophysenhinterlappen zwei Faktoren zu extrahieren, Orasthin und Tonephin, die beide zusammen als Hypophysin bezeichnet werden.

Dem Orasthin kommt lediglich eine kontraktionsanregende Wirkung auf die Uterusmuskulatur zu. Das Tonephin enthält 3 Komponenten: eine blutdrucksteigernde, eine antidiuretische und eine an der glatten Muskulatur des Darms angreifende.

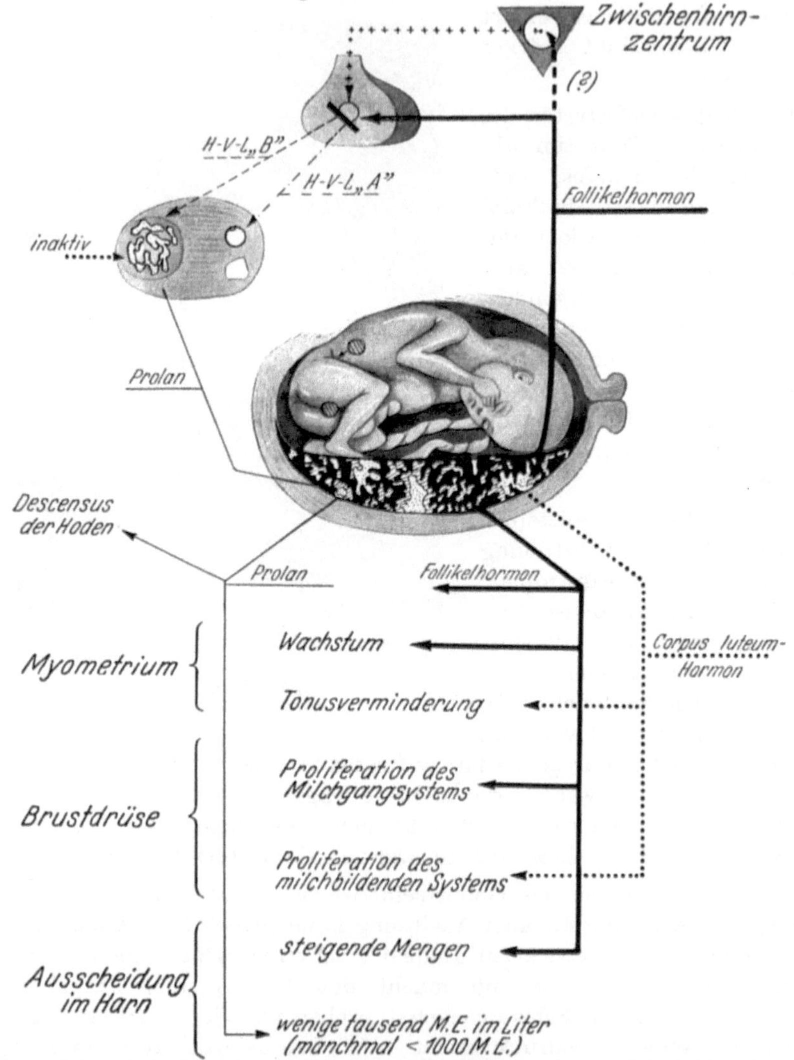

Abb. 103. Schematische Darstellung der hormonalen Verhältnisse unter der Geburt. (Nach SIEBKE.)

B. Die Eröffnungsperiode.

Die Eröffnungsperiode dauert bis zur völligen Eröffnung des Muttermundes bei Erstgebärenden im Durchschnitt $15^1/_2$ Stunden, bei Mehrgebärenden durchschnittlich 10 Stunden.

Der eigentliche Geburtseintritt macht sich durch kräftigere, regelmäßige Wehen bemerkbar, die anfänglich nur kurz dauern und nur alle 15 Minuten einmal auftreten, dann aber häufiger werden und länger anhalten. Die Wehenpausen verkürzen sich, die Wehen folgen in 5—8 minütlichen Abständen. Sie beginnen nicht gleich mit ganzer Kraft, sondern es ist ein deutliches An- und Abschwellen erkennbar, das sich palpatorisch am Hartwerden des korporalen Uterusanteils äußert.

Die *Wehen* in der Eröffnungsperiode, die der Erweiterung der Cervix dienen, sind besonders schmerzhaft und werden von den meisten Frauen als quälend beschrieben. Die Schmerzen sind als Dehnungsschmerzen zu deuten, denn während der Eröffnungszeit werden die Weichteile des Geburtsweges zu einem Schlauch gleicher Weite gedehnt, der auch als Durchtrittsschlauch bezeichnet wird. Er beginnt am inneren Muttermund. Der Muttermund muß also vollkommen auseinandergedrängt werden, der Zapfen der Portio muß verstreichen und die Erweiterung ist erst dann vollständig, wenn der äußere Muttermund direkt ohne jede Einengung in die Scheide übergeht. Hierzu dienen die Wehen, die rhythmisch auftretende, unwillkürliche Kontraktionen der glatten Muskulatur sind. In der Schwangerschaft hat — wie bereits erwähnt — die Uterusmuskulatur eine echte Hypertrophie und Hyperplasie durchgemacht, die einzelnen Muskelfasern sind bis zu $^1/_2$ mm lang, die Uteruswand hat zu Geburtsbeginn eine Dicke bis zu 1 cm. Durch diese muskuläre Hypertrophie ist der Druck, den die kontrahierte Uteruswand ausüben kann, sehr groß. Der Inhaltsdruck steigt während der Wehe um 80 mm Hg, bei Mitwirkung der Bauchpresse auf 200 mm Hg an. Auf einer Fläche, die dem Kopfquerschnitt entspricht, lastet nach Untersuchungen von SCHATZ ein Druck von 10 kg.

Die Dauer einer Wehe ist zeitlich verschieden. Sie beträgt durchschnittlich in der Eröffnungsperiode 1 Minute, in der Austreibungsperiode länger. Der Versuch, durch Zählung der Wehen eine Geburtsprognose aufzustellen, hat sich nicht bewährt, denn die Wehenzählung allein gibt noch kein Bild über die Qualität der Wehen.

Während der Wehen steigt der systolische Blutdruck bis zu 60 mm Hg und sinkt in der Wehenpause zum Ausgangswert zurück. Die Harnmenge geht während der Geburt zurück, entsprechend steigt dessen Konzentration, wobei die anorganischen Ausscheidungsprodukte im Urin jedoch verringert sind. Nach der Wehe erfolgt mit fortschreitender Geburt eine Retraktion der Muskelfasern, denn nur so kann verhindert werden, daß die geburtsmechanische Bedeutung der Wehe in der Wehenpause wieder verlorengeht. Je tiefer das Geburtsobjekt in das knöcherne kleine Becken eintritt, um so stärker verkleinert sich der Hohlmuskel durch die Verlagerung und Verkürzung der Muskelzellen und -lamellen, die sich zwischeneinanderschieben und einen veränderten Tonus bekommen. Gleichzeitig geht damit Hand in Hand eine Zerrung an den schräg und zirkulär verlaufenden Fasern des unteren Uterinsegments, die nachgeben und so die Erweiterung des Cervicalkanals ermöglichen. Die Re- und Distraktion der Muskelfasern im Corpusanteil und im unteren Uterinsegment geschieht also gleichzeitig.

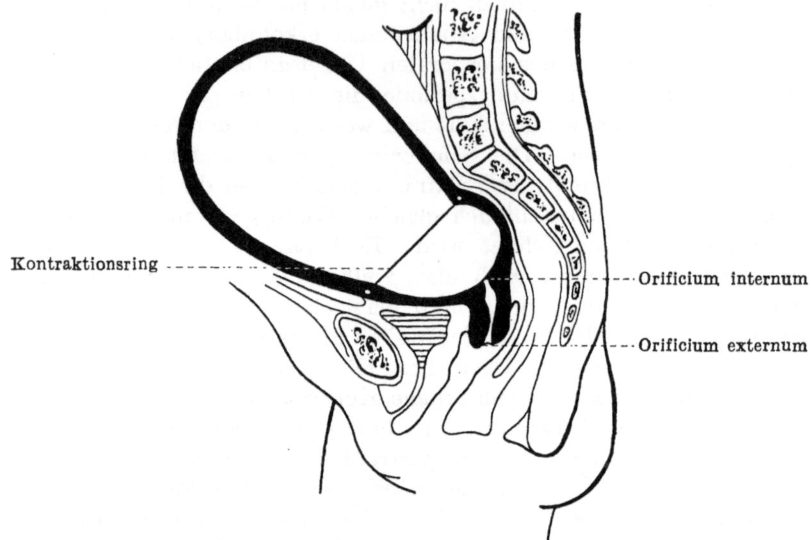

Abb. 104. Sagittalschnitt durch den Genitalkanal vor der Geburt. Schematisch. (Nach SCHRÖDER.)

Die Hohlmuskulatur wird so mit jeder Kontraktion kleiner, der eigentlich austreibende Muskelanteil, das Corpus uteri, dicker, wobei der Uterus sich unter der Geburt in zwei funktionell verschiedene Abschnitte unterteilt; in den eigentlich austreibenden Teil, das ist das muskelstarke Corpus uteri, und den Teil, der passiv gedehnt und erweitert wird: der *Durchtrittsschlauch.* Zu ihm gehören nicht nur der Isthmus und die Cervix, sondern auch die Vagina. Die Grenze zwischen dem aktiv sich kontrahierenden und dem passiv gedehnten Uterusanteil stellt der *Kontraktionsring* oder Grenzring dar, der sich deutlich an der Innenwand des Uterus abzeichnet und dem inneren Muttermund des nichtgraviden Uterus entspricht.

Unter der Zusammenziehung der Corpusmuskulatur, die als Wehe bezeichnet wird, kommt es zu einer Erhöhung des gesamten Uterusinnendrucks, da sich der Druck nach den hydraulischen Gesetzen gleichmäßig nach allen Seiten hin fortpflanzt. Er macht sich an der Stelle des geringsten Widerstandes, am Muttermund, in der Eröffnung des Cervicalkanals bemerkbar. In den Cervicalkanal wird die Fruchtblase, die während der Eröffnungsperiode die Dehnung des Cervicalkanals übernimmt, vorgewölbt. Die Verformbarkeit und Elastizität der Fruchtblase bewirkt diese Eröffnung am schnellsten und für die

Schwangere am schonendsten. Springt die Blase, wenn sie ihre physiologische Aufgabe, d. h. die Erweiterung des Muttermunds, erfüllt hat, nämlich dann, wenn der Muttermund völlig eröffnet ist, so sprechen wir von einem *rechtzeitigen Blasensprung*. Springt sie unter der Geburt zu früh bei noch nicht völlig eröffnetem Muttermund, so sprechen wir von einem *frühzeitigen* Blasensprung. Der Blasensprung vor der Geburt, d. h. vor Eintreten regelmäßiger, kräftiger Wehen, wird als *vorzeitiger* bezeichnet. Die Erweiterung des Durchtrittsschlauches wird gefördert durch die Anordnung der Uterusmuskulatur, die keinen konzentrischen, sondern einen exzentrischen Zug auf die im Beckenbindegewebe fest verankerten Teile des Isthmus uteri und der Cervix ausübt.

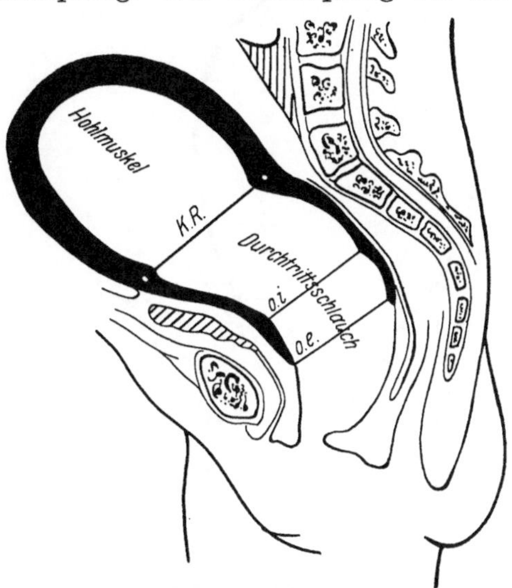

Abb. 105. Sagittalschnitt durch den Genitalkanal am Ende der Eröffnungsperiode. Schematisch. (Nach SCHRÖDER.)

Zur Erklärung der Eröffnung des Muttermundes muß zuerst der Verlauf der Muskulatur näher besprochen werden. Im korporalen Uterusanteil, dem sog. Hohlmuskel, der die Wehenarbeit allein leistet, verlaufen die Fasern längs. Im unteren Teil des Isthmus verlaufen sie schräg. Kontrahiert sich nun der korporale Anteil, so wird die ringförmig angeordnete Muskulatur auseinandergezerrt, und gleichzeitig wird der Uterus über den nach unten vorgedrängten Eipol zurückgezogen. So könnte es schließlich dazu kommen, daß der Uterus sich völlig über das Ei retrahiert. Dies wird jedoch unmöglich gemacht durch die Verankerung der Cervix im Beckenbindegewebe und durch die Verstrebungen in dieser Lage durch die Ligg. latum, rotunda und sacrouterina (Plica lata, chordae utero-inguinalis), die sich jetzt während jeder Wehe anspannen.

Die ringförmige Fläche, an der der Kopf dem Cervicalkanal und dem Isthmus anliegt, wird als Berührungsgürtel bezeichnet. Der untere Pol der Eiblase wird immer größer, da sich immer mehr Fruchtwasser in ihm ansammelt, das auch in der Wehenpause nur noch zum geringsten Teil zurückfließt. „Die Blase hat sich gestellt."

Während in der Wehenpause das Fruchtwasser, das während der Wehe in den unteren Pol der Eiblase getrieben wird, anfänglich wieder zurückfließt, sammelt sich mit fortschreitender Eröffnungsperiode mehr und mehr Fruchtwasser vor dem Schädel an, der bei seinem Tiefertreten im Berührungsgürtel immer besser abdichtet, so daß wir das vor dem Kopf liegende *Vorwasser* und das eigentliche Fruchtwasser, das den Körper des Kindes umgibt, zu unterscheiden haben. Die Gesamtmenge des Fruchtwassers beträgt normalerweise 1 Liter.

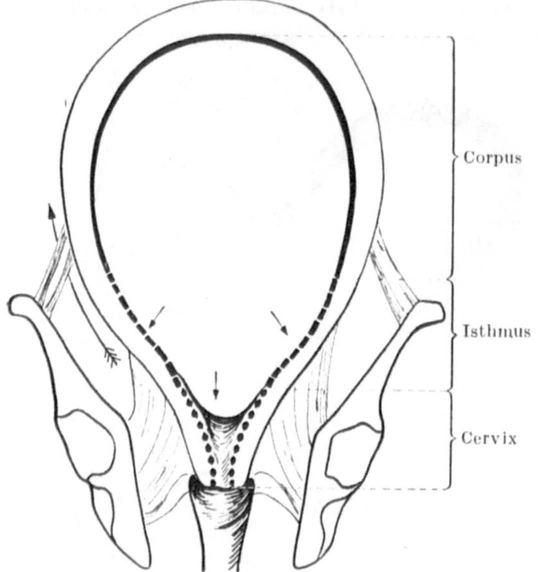

Abb. 106. Schematische Darstellung der Wehenwirkung. Die kleinen Pfeile im Uterus zeigen die Druckrichtung auf die Eiblase. Der große Pfeil links zeigt die exzentrische Druckrichtung auf Isthmus und Cervix. (Nach v. JASCHKE-PANKOW.)

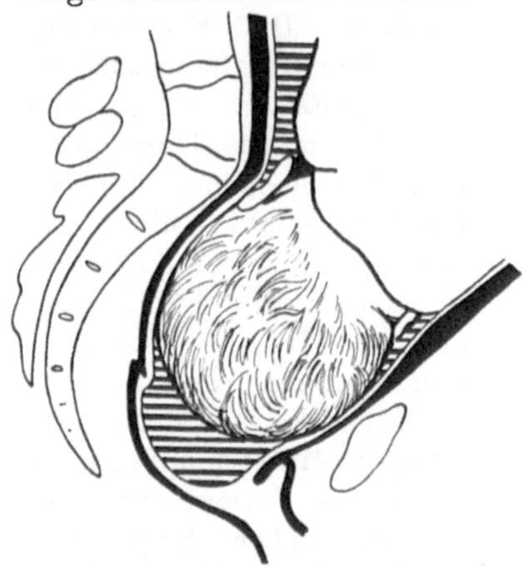

Abb. 107. Sagittaler Durschschnitt durch den Genitalkanal während der Eröffnungsperiode. Kopf liegt der Cervix dicht an und bewirkt einen Ventilverschluß, so daß das Vorwasser nicht mehr zurückfließen kann. (Nach BUMM.)

Der *Blasensprung* bei eröffnetem Muttermund erfolgt im allgemeinen im untersten Pol auf der Höhe einer Wehe. Das Vorwasser fließt ab, während der Hauptteil des Fruchtwassers durch den ventilartigen Verschluß des Kopfes, der eng der Cervix anliegt, zurückgehalten wird. Damit ist die Eröffnungsperiode beendet. Die Unterschiede bei Eröffnung des Muttermundes bei Erst- und Mehrgebärenden sind bereits auf S. 124 besprochen.

Ist der Muttermund eröffnet, so bilden Cervix und Vagina einen einheitlichen Schlauch von gleicher Weite. Der äußere Muttermund stellt nur noch einen zirkulären, keinen Widerstand mehr bietenden, Saum dar. Diese Erweiterung, die die Entfaltung der Cervix bedingt, ist verknüpft mit einer Verschiebung der Uteruswand gegenüber dem unteren Teil der Eiblase.

C. Die Austreibungsperiode.

Die Austreibungsperiode dauert vom Zeitpunkt der völligen Eröffnung des Muttermundes bis zur Geburt des Kindes bei Erstgebärenden im Durchschnitt $1^1/_2$—2 Stunden, bei Mehrgebärenden durchschnittlich 1 Stunde.

Dauer und Verlauf der Austreibungsperiode hängen nicht nur von der Intensität der Wehen, sondern auch von dem Widerstand des weichen Geburtsschlauches, von der Größe und Haltung des kindlichen Kopfes ab, denn 96,5% aller Geburten erfolgen in Schädellage, wobei sich in 95% aller Fälle der günstigste, weil kleinste kindliche Kopfumfang einstellt, und der Kopf mit dem Hinterhaupt als tiefstem Punkt zuerst geboren wird.

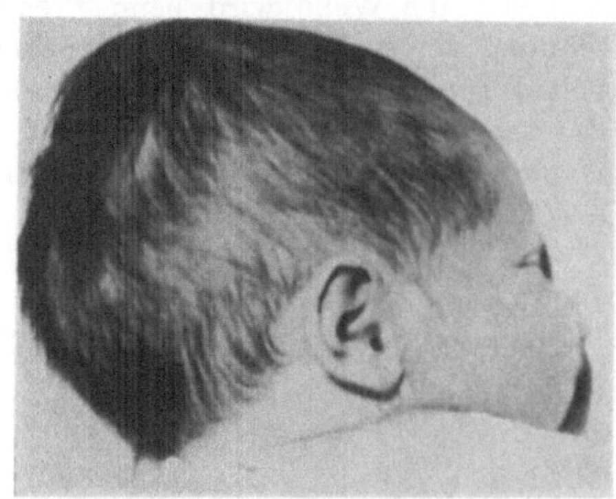

Abb. 108. Geburtsgeschwulst.

Der Kopf folgt bei normal weitem Becken und bei normalem Geburtsverlauf dem unteren Eipol unmittelbar. Er steht am Ende der Eröffnungsperiode nur wenig über dem Beckenboden. Durch den Abfluß des Fruchtwassers nach dem Blasensprung pflegen die Wehen kürzere Zeit nachzulassen, bis sich die Muskulatur des Corpus durch Zusammenziehung der Fasern dem jetzt verkleinerten Uterusinhalt angepaßt hat. Wie die Dauer der Eröffnungsperiode abhängig ist von der Eröffnung des Cervicalkanals, die bei alten Erstgebärenden mit rigiden Weichteilen oft erheblich verlängert sein kann, so ist die Dauer der Austreibungsperiode neben der Stärke der Wehen in erster Linie abhängig von dem Widerstand und der Dehnungsfähigkeit des Beckenbodens, außerdem von der Größe und Haltung des kindlichen Kopfes und damit der Frucht überhaupt. Wird der Kopf auf den Beckenboden aufgedrückt, so setzen bald *Preßwehen* ein, die durch die Mitkontraktion der Bauchmuskulatur, aber auch der Muskeln des ganzen Rumpfes zu einer Erhöhung des Wehendrucks und damit zu einer Dehnung der Beckenbodenmuskulatur führen. Wegen der Mitbeteiligung der Muskeln des ganzen Rumpfes ist es richtiger, von der Rumpfpresse und nicht wie allgemein üblich von der Bauchpresse zu sprechen.

Die Wehenhäufigkeit in der Austreibungsperiode ist größer. Die Wehen treten alle 2—3 Minuten auf. Die Preßwehen werden durch den Druck des vorangehenden Teils auf die sensiblen Nerven reflektorisch ausgelöst. Das Mitpressen unter Zuhilfenahme der gesamten Rumpfmuskulatur erfolgt deshalb spontan und meistens unbewußt. Die Kreißende hat aber die Möglichkeit durch aktive und bewußte Mitarbeit den Druck zu verstärken oder abzuschwächen.

Die Kreißende hält den Atem an, nimmt das Kinn auf die Brust und drückt so — ähnlich wie bei der Defäkation — fest nach unten.

Sie hat meistens schon selbst das Bedürfnis, die Hände am Bett anzukrallen und die Beine gegen das Bett zu stemmen. Die Schmerzhaftigkeit der Wehe wird beim Pressen wesentlich heftiger durch die Dehnung der sensibel versorgten Scheide, des Dammes und gleichzeitig auch durch den Druck des Kopfes auf den Sacralplexus. Nach dem Blasensprung wird der Druck nicht mehr durch die Fruchtblase abgefangen. Es kommt dann durch die hydraulische Verschiebung des Gewebswassers im Körper des Kindes zu einer Geburtsgeschwulst (Caput

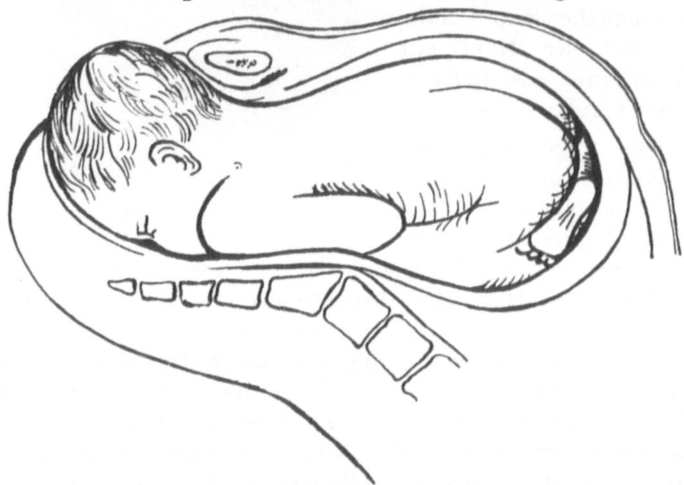

Abb. 109. Einschneiden des Kopfes. Die Pfeilnaht verläuft gerade.

succedaneum), die immer an der tiefsten Stelle des vorangehenden Teils auftritt. Sie besteht aus einer ödematösen Schwellung der Galea, die blaurot verfärbt ist infolge der lokalen Hyperämie. Sie ist mit einer echten subperiostalen Blutung als Ausdruck einer Geburtsschädigung (Cephalhämatom) deshalb nicht zu verwechseln, da sie niemals in ihrer Größe und Lokalisation auf den Verlauf der Kopfnähte beschränkt ist, während das Cephalhämatom immer auf einen Schädelknochen begrenzt bleibt. Sie entsteht dadurch, daß in der Scheide ein relativer Unterdruck herrscht, während im Uterus selbst auf dem gesamten kindlichen Körper ein Überdruck lastet. Voraussetzung für ihr Entstehen ist der Blasensprung, da bei stehender Blase die Steigerung des Drucks sich an allen Teilen der Frucht gleichmäßig auswirkt. Sie wird nur gefunden bei lebendem Kind, da mit erlöschender Zirkulation auch größere Flüssigkeitsverschiebungen innerhalb des Gewebes unmöglich werden. Neben dem hydraulischen Druck, der sich gleichmäßig nach allen Seiten hin fortpflanzt und alle Stellen des Geburtskanals in gleicher Weise belastet, spielt noch der Fruchtwalzendruck eine Rolle. Er pflanzt sich in axialer Richtung unter Verschiebung der Fruchtwalze fort.

Die Preßwehen sind um so wirksamer, je unmittelbarer sich die Kontraktion der Bauchmuskulatur auf den Uterus auswirken kann. Deshalb ist bei jeder Geburt für eine gründliche Entleerung der Blase und des Mastdarms zu sorgen. Ein Nachlassen der Wehentätigkeit hat nicht selten seinen Grund in einer überfüllten Blase, worauf praktisch besonders zu achten ist. Der Druck der Bauchmuskulatur verstärkt ebenfalls den Fruchtwalzendruck, der unmittelbar auf den vorangehenden Teil axial übertragen wird.

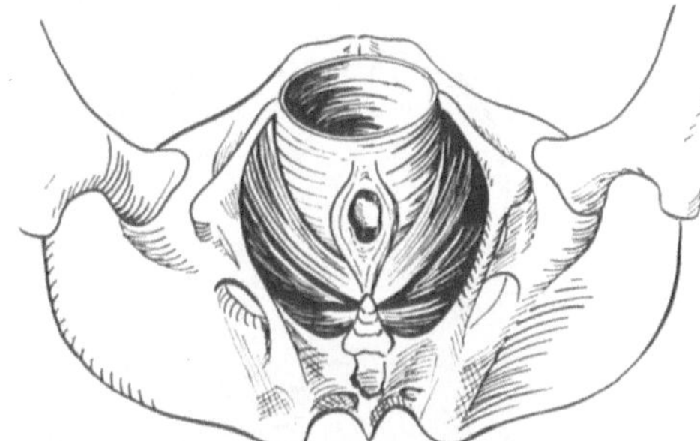

Abb. 110. Muskeln des Beckenbodens beim Durchschneiden des Kopfes maximal gedehnt. Die oberflächliche Dammuskulatur mit Ausnahme des Sphincter ani weggenommen. Beteiligung des Levator ani an der Bildung des Weichteilschlauches ist gut sichtbar. (Nach BUMM.)

Die Beckenbodenmuskulatur erlaubt dem Kopf nicht gradlinig auszutreten, sondern zwingt ihn zu einer Rotation unter der Symphyse um die Querachse. Der untere Symphysenrand bildet dabei die Stelle, an der der Kopf sich anstemmt. Das Zeichen für die Dehnung und schlauchartige Ausziehung der Beckenbodenmuskulatur durch den Kopf ist das Klaffen des Afters. Der After wird auseinandergedrängt, die vordere Mastdarmwand wird ausgezogen, der Sphincter ani externus geweitet. Der Kopf wird zuerst nur in der Wehe sichtbar, verschwindet durch den Gegendruck der Muskulatur des Beckenbodens in der Wehenpause wieder einen Augenblick, was wir als *Einschneiden* des Kopfes bezeichnen.

Er bleibt schließlich, wenn der Widerstand der Beckenbodenmuskulatur durch die Stärke der Preßwehen überwunden worden ist, auch in der Wehenpause in dem Spalt der Vulva stehen, so daß wir dann vom *Durchschneiden* des Kopfes sprechen. Dadurch wird die Muskulatur des Beckenbodens stark überdehnt und ausgezogen und in diesem Moment, wenn die Dehnungsgrenze der Muskulatur überschritten ist, pflegen Dammrisse einzutreten.

D. Die Drehungen des kindlichen Kopfes unter der Geburt.

Der kindliche Kopf macht im Verlauf der Geburt mehrere Drehungen durch. Das Grundprinzip dieser Drehungen ist, daß er mit seinem größten Durchmesser immer in dem größten Durchmesser des Beckens zu stehen kommt.

Der Kopf steht vor der Geburt mit querverlaufender Pfeilnaht auf dem Beckeneingang, der Rücken ist zur Seite gewandt, das Kinn der Brust genähert. Dadurch kommt das Hinterhaupt tiefer als das Vorderhaupt zu stehen. Die Pfeilnaht verläuft oft nicht genau in der Mitte

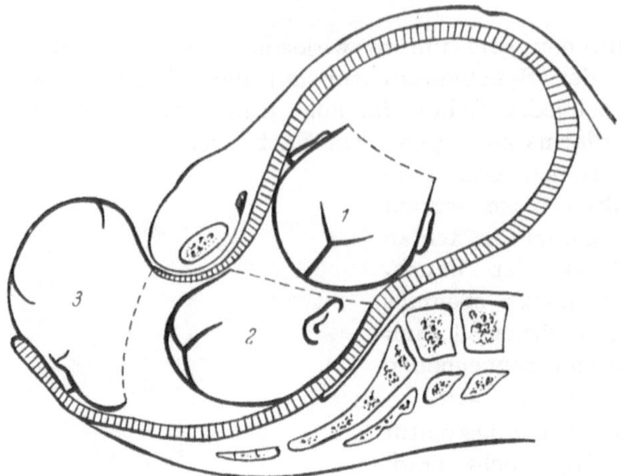

Abb. 111. Stellung des Kopfes in den verschiedenen Beckenebenen bei 1. Hinterhauptslage *1* Haltungsdrehung im Beckeneingang, *2* Stellungsdrehung in Beckenmitte, *3* Elevationsdrehung im Beckenausgang beim Durchschneiden des Kopfes.

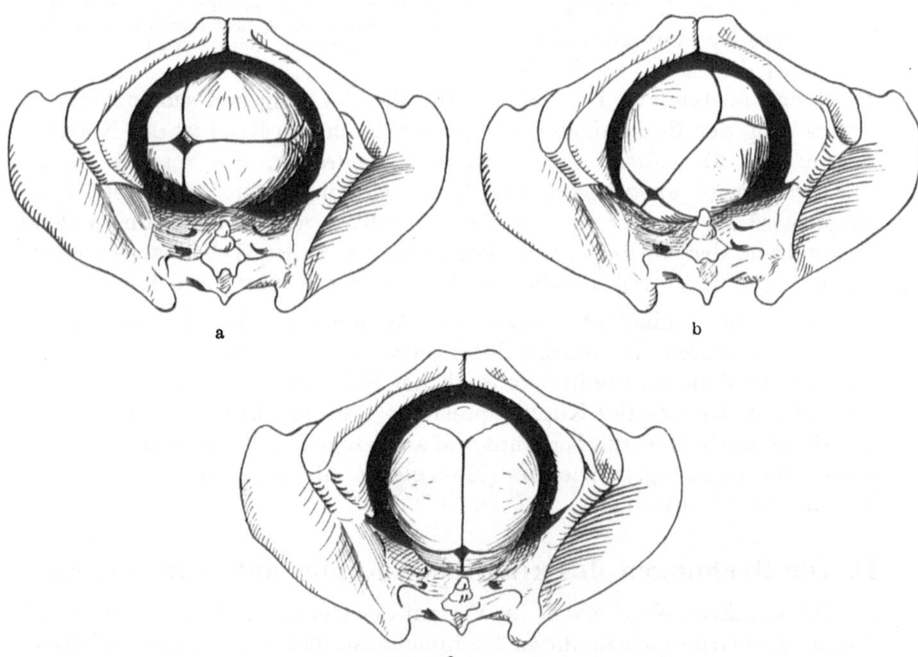

Abb. 112a—c. Stellung des Kopfes in den verschiedenen Beckenebenen bei 1. Hinterhauptslage. a Kopf im Beckeneingang, Pfeilnaht quer, Haltungsdrehung beendet. b Stellungsdrehung in Beckenmitte, Pfeilnaht im 1. Schrägdurchmesser von links vorn nach rechts hinten. c Kopf im Beckenausgang, Pfeilnaht gerade.

(synklitische Einstellung), sondern ist etwas mehr dem Promontorium als der Symphyse genähert. Den der Abb. 111 entsprechenden vaginalen und rectalen Tastbefund geben die Abb. 112a—c.

Die *erste Haltungsdrehung*, die eine vermehrte Beugung des Kopfes zur Folge hat, kommt dadurch zustande, daß die Wirbelsäule nicht in der Mitte des Kopfes ansetzt sondern mehr nach dem Hinterhaupt zu, so daß 2 verschieden lange Hebelarme entstehen, ein längerer vorderer, vom Foramen occipitale magnum bis zum Vorderhaupt und ein kürzerer hinterer, vom Foramen occipitale magnum bis zum Hinterhaupt.

Gleiche Widerstände werden an dem längeren Hebelarm stärker mechanisch wirksam werden und damit zu einer vermehrten Beugung des Kopfes führen. Diese Drehung ist die Folge des Fruchtwirbelsäulendrucks. Man versteht darunter die Übertragung des Wehendrucks durch die während der Wehe gestreckte Fruchtachse auf den Kopf. Diese erste Drehung erfolgt bei Eintritt des Schädels in das kleine Becken, also bei Erstgebärenden schon mehrere Wochen vor der Geburt.

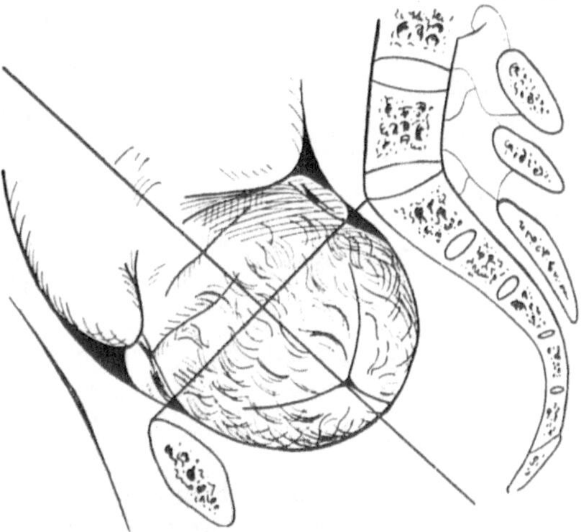

Abb. 113. Geringe Abweichung des Schädels von der achsengerechten Einstellung.

Die *2. Drehung* erfolgt in der Beckenmitte. Sie stellt eine *Stellungsdrehung* dar, da der Rücken jetzt nicht mehr auf der Seite, sondern mehr nach vorn seitlich zu liegen kommt. Die vorher querverlaufende Pfeilnaht rotiert in den schrägen Durchmesser, und zwar bei Flexionslagen immer in den gleichnamigen schrägen Durchmesser, bei Deflexionslagen immer in den ungleichnamigen schrägen Durchmesser, so daß bei 1. Hinterhauptslage der Kopf in den 1. Schrägdurchmesser, bei 2. Hinterhauptslage in den 2. Schrägdurchmesser zu stehen kommt. Die Ursache dieser Stellungsdrehung wird von verschiedenen Autoren sehr verschieden angegeben. Für den Anfänger am leichtesten verständlich ist die Erklärung, daß er auf der Gleitschiene des M. ilio-psoas (M. ilicus), der die seitlichen Beckenanteile einengt, in den Schrägdurchmesser gleitet, daß der Kopf also passiv durch die Muskulatur vom queren in den Schrägdurchmesser gezwungen wird.

Diese Stellungsdrehung wird in der Beckenweite noch verstärkt, der Rücken kommt ganz nach vorn zu liegen. Die Pfeilnaht verläuft dann bei auf Beckenboden stehenden Kopf gerade, und so ist die Anpassung des größten kindlichen Kopfdurchmessers an das Längsoval der Schamspalte vollendet. Gleichzeitig ist der Kopf noch stärker flektiert worden, das Hinterhaupt hat die Führung übernommen, die kleine Fontanelle bildet den tiefsten Punkt. Das Hinterhaupt, die Linea nuchae suprema (Linea nuchealis supra-terminalis), ist unter die Symphyse getreten, und jetzt wird der Kopf durch den Widerstand der Beckenbodenmuskulatur zu einer *3. Drehung* gezwungen, die wie die erste um die Querachse des Schädels erfolgt. Der vorher maximal gebeugte Kopf beginnt sich zu strecken, das Kinn entfernt sich bei fortschreitender Geburt immer mehr vom Rumpf und im Gegensatz zu der ersten Drehung, die in einer Verstärkung der Flexion bestand, erfolgt jetzt eine zunehmende Deflexion, bei der zuerst das Hinterhaupt, dann das Vorderhaupt und schließlich das Gesicht über den Damm tritt. Durch das Durchschneiden des Kopfes wird der Damm maximal gedehnt, und diese Austrittsbewegung muß deshalb langsam vor sich gehen und vom Arzt oder der Hebamme gebremst werden, um ein Einreißen des Dammes zu vermeiden (Dammschutz).

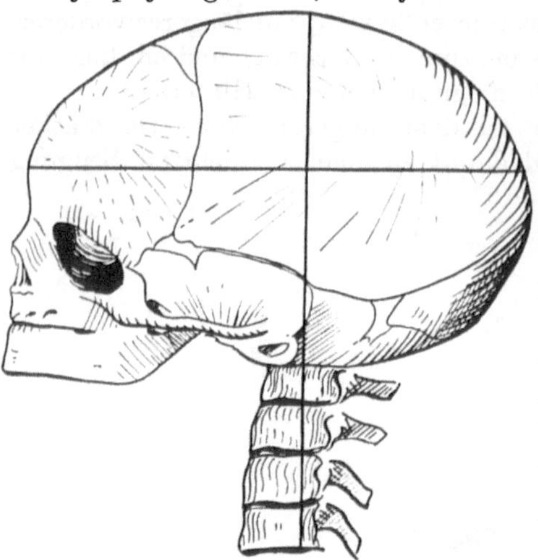

Abb. 114. Kindlicher Schädel mit Insertion der Wirbelsäule, die den Kopf, geburtsmechanisch gesehen, in 2 verschieden lange Hebelarme unterteilt.

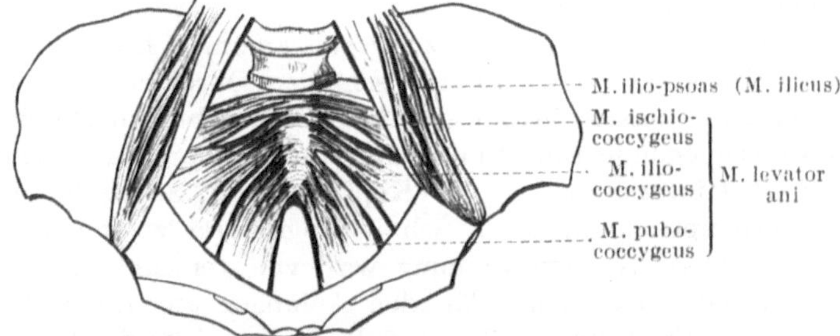

Abb. 115. Schematische Darstellung des M. ilio-psoas, der den Beckeneingang seitlich etwas einengt. Gleichzeitig ist die Längsspalte der Weichteilauskleidung des Beckenausgangs dargestellt.

Nach der Geburt des kindlichen Kopfes ist zuerst Mund und Nase abzuwischen, um so die äußeren Atemwege freizumachen. Die placentare Insertionsfläche, die nach dem Blasensprung durch die Zusammenziehung der Uterusmuskulatur kleiner geworden ist, wird jetzt durch die Retraktion der Muskulatur noch mehr zusammengeschoben. Die Sauerstoffzufuhr zum Feten wird ungenügend, es kommt zu einer Kohlensäureüberladung des Blutes, die ihrerseits zu einer Reizung des Atemzentrums führt, und deren Folgen die ersten schnappenden Atembewegungen des Kindes sind.

Bei der nächsten Wehe, die nach der Geburt des Kopfes erfolgt, dreht sich das Hinterhaupt nach der Seite, auf der es auch in der letzten

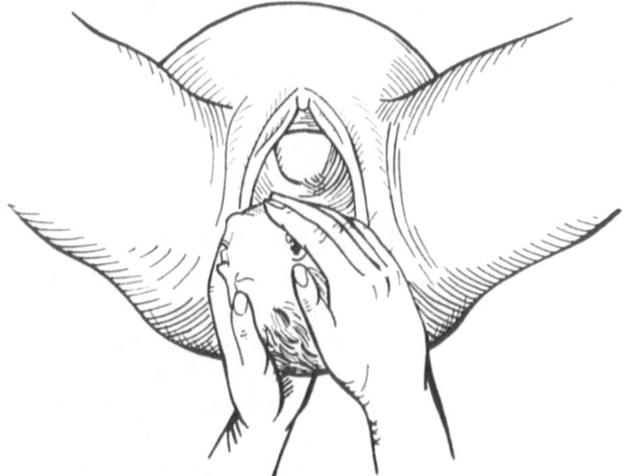

Abb. 116. Entwicklung der vorderen Schulter.

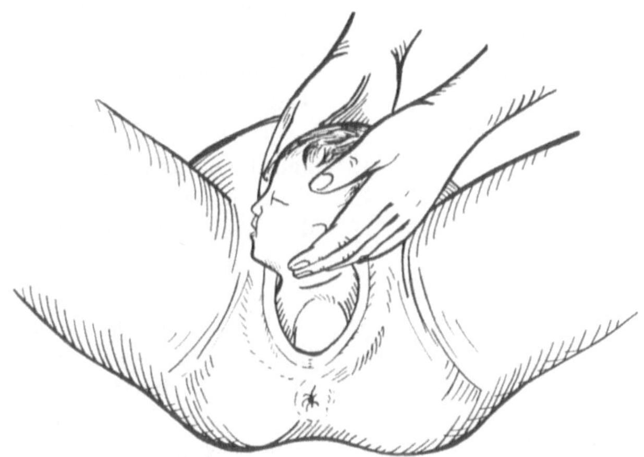

Abb. 117. Entwicklung der hinteren Schulter.

Schwangerschaftszeit gestanden hat, also bei 1. Schädellage nach links, bei 2. Schädellage nach rechts. Zur Abkürzung der Geburt empfiehlt es sich nicht darauf zu warten, bis die Schultern spontan geboren werden, sondern manuell zu extrahieren, wobei zuerst durch Zug nach hinten die vordere Schulter geboren werden muß, um dann durch Zug nach vorn die hintere Schulter zu entwickeln, wobei der Oberarm der zuerst geborenen Schulter als Hypomochlion benutzt wird.

Die Entwicklung der übrigen Rumpfteile des Kindes macht dann keine Schwierigkeiten mehr.

Die schwere körperliche Arbeit, die die Frau in der Eröffnungs- und Austreibungsperiode zu leisten hatte, hat sie so erschöpft, daß sie meist nach der Geburt des Kindes teilnahmslos daliegt. Der Arzt hat nach der Geburt zuerst für die Abnabelung zu sorgen und zweckmäßig damit solange zu warten, bis die Nabelschnur nicht mehr pulsiert, da die Pulsation beweist, daß noch Blut aus dem fetalen Teil der Placenta dem Kind zugeführt wird. Es folgt also eine postnatale Autoinfusion, deren Menge auf 40 ccm, d. h. 1,3% des Körpergewichts, geschätzt wird.

E. Geburtsmechanismus.

Diese Beschreibung der Geburtsvorgänge sagt jedoch noch nichts über den eigentlichen Geburtsmechanismus aus, der sich auch bei Nachbildung am Phantom rein mechanisch wiederholen lassen muß.

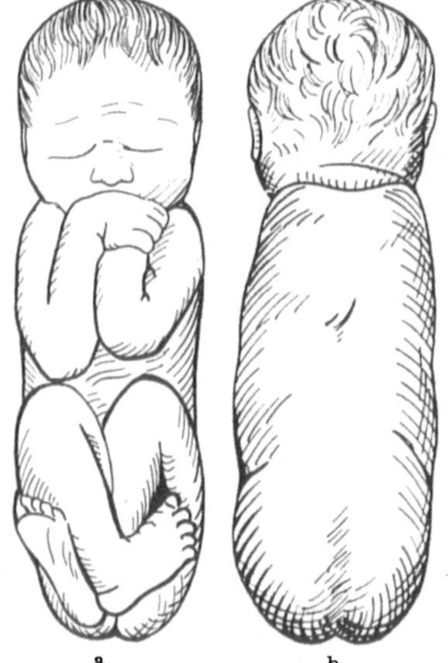

Abb. 118a und b. Ausgeprägte Fruchtwalzenbildung. a Von vorne, b von hinten.

„Die Kompliziertheit des Geburtsproblems besteht darin, das Kind mit seinen ungleichmäßig verformbaren Teilen durch ungleichmäßig formbare Kanalteile der Mutter zu drängen“ (SELLHEIM).

v. JASCHKE zerlegt den gesamten mechanischen Geburtsvorgang in drei Teilvorgänge:

1. in die Herstellung eines geeigneten Geburtsweges;
2. in die motorische Einwirkung der treibenden Kräfte;
3. in die gesamte Umformung des Geburtsobjekts.

1. Er betrachtet dabei den weichen Geburtsweg als zwei ineinandergeschobene Muskelrohre, wobei das innere Rohr durch Uterus und Scheide, das äußere Rohr durch die Beckenbodenmuskulatur gebildet wird. Die Schwierigkeit, die das innere Rohr seiner Umformung entgegensetzt, fällt zeitlich in die Eröffnungsperiode, während das äußere Rohr der Becken- und insbesondere der Beckenbodenmuskulatur erst am Ende der Austreibungsperiode durch den tiefer tretenden Kopf erweitert und gedehnt wird. Die zwei Etagen der Beckenbodenmuskulatur, nämlich das Diaphragma pelvis und urogenitale, die sich dachziegelartig überdecken, werden durch den vorangehenden Teil in einen Schlauch ausgeweitet, wobei der Levatorspalt die Richtung angibt, nach der das Ausweichen

der Muskelgruppen allein möglich ist. Die Verschiebung der einzelnen Muskelgruppen zueinander ist so hochgradig, daß sie sich nur noch an ihren Rändern berühren. Dadurch entsteht eine Muskelröhre, deren Konkavität symphysenwärts gerichtet ist und den parabelförmigen Verlauf der Führungslinie bedingt, die erst im Beckenboden abbiegt, während sie vorher das kleine Becken fast geradlinig durchlaufen hat. Diese Stelle wird auch als Knie des Geburtskanals bezeichnet.

2. Der Uterus gliedert sich unter der Geburt funktionell in zwei Abschnitte auf. Die hypertrophische und hyperplastische Muskulatur des Corpus uteri ist der allein sich kontrahierende Teil. Er wirkt als Motor während der Isthmus uteri und die Cervix passiv gedehnt und somit zum Durchtrittsschlauch werden. Jede Kontraktion in der Wehe bedingt also, daß der gesamte Inhalt des Uterus unter gleichen Druck gesetzt wird, der geburtsmechanisch an der Stelle des geringsten Widerstandes wirksam wird. Auf den passiv gedehnten Teil des Uterus wird in jeder Wehe ein Zug ausgeübt. Springt die Blase, so pflanzt sich der hydraulische Druck nur noch bis zum Berührungsgürtel fort. Die Ausstoßung des Geburtsobjekts, d. h. das Tiefertreten des vorangehenden Teils überhaupt, ist nur möglich, da der Uterus durch seine Ligamente und die bindegewebigen Verankerungen am knöchernen Becken fixiert ist. Während der Wehe straffen sich diese Halteapparate an und unterstützen die erweiternde Wirkung der Wehe auf den Durchtrittsschlauch und damit auf die Distraktion der Fasern (vgl. Abb. 106). Auf die Bedeutung der Rumpfpresse ist bereits bei Besprechung der Austreibungsperiode eingegangen worden.

3. Bei Geburtsbeginn entsteht durch die Zusammenziehung der Gebärmuttermuskulatur eine zirkuläre Schnürung des Fruchtkörpers in eine Kreiszylinderform, die von SELLHEIM als *Fruchtwalze* bezeichnet wird. Die Oberarme werden vor der Brust stärker zusammengeschoben, die Schultern nach Aufrichtung des Schlüsselbeins nach dem Kopf zu gedrängt. Dadurch werden Kopf und Rumpf so sehr genähert, daß die Halswirbelsäule innerhalb des hochgezogenen Schultergürtels zu liegen kommt, und so Kopf und Rumpf sich berühren.

Durch diese Kreiszylinderform wird sowohl ein leichteres Vortreiben der Frucht wie eine leichtere Drehung um die Längsachse ermöglicht.

Die Untersuchungen KALTENBACHS haben ergeben, daß verschiedene Abschnitte der Wirbelsäule leicht, andere nur schwer biegsam sind. Er konnte weiter zeigen, daß die Halswirbelsäule sich am leichtesten nach hinten biegen läßt, die Brust- und Lendenwirbelsäule am leichtesten nach der Seite. SELLHEIM hat festgestellt, daß durch die charakteristische Beugehaltung des Feten in utero die Biegbarkeit der Brust- und Lendenwirbelsäule nach vorn und hinten erschwert, nach der Seite aber erleichtert ist. Die erschwerte Biegbarkeit der Brust- und Lendenwirbelsäule nach vorn und hinten kommt dadurch zustande, daß die oberen und unteren Extremitäten des Kindes der Vorderseite des Rumpfes fest anliegen, wodurch eine Schienung erfolgt, die die Biegbarkeit nach vorn und hinten erschwert, ohne die seitliche zu beeinträchtigen.

SELLHEIM hat den Versuch gemacht, einen ungleichmäßig biegsamen Zylinder zur Verbiegung zu bringen und dabei gefunden, daß er so lange rotiert, bis die Richtung seiner leichtesten Biegbarkeit (seines Biegungsfacillimums) mit der erstrebten Verbiegungsrichtung zusammenfällt. Demselben Gesetz unterliegt auch die Fruchtwalze.

Der Geburtskanal stellt eine gebogene Röhre dar. Die stärkste Biegung liegt in der Höhe des 3. Kreuzbeinwirbels. Durch diesen bogenförmigen Kanal muß die Fruchtwalze hindurchgetrieben werden. Wäre die Frucht in allen Körperabschnitten gleichmäßig leicht verbiegbar, so brauchte eine Drehung überhaupt nicht zu erfolgen. Da aber, wie oben dargetan, die Halswirbelsäule am leichtesten nach hinten biegbar ist, wird der Kopf gezwungen, vom Querdurchmesser im Beckeneingang über den Schrägdurchmesser in Beckenweite in den Längsdurchmesser auf Beckenboden zu rotieren. So tritt der Kopf mit gerade verlaufender Pfeilnaht dem Biegungsfacillimum, seiner gelenkigen Verbindung mit dem Körper (Halswirbelsäule) entsprechend, über den Damm, wobei das Hinterhaupt sich unter der Symphyse anstemmt. Wäre die leichteste Biegbarkeit der Brust- und Lendenwirbelsäule die gleiche wie die der Halswirbelsäule, nämlich nach hinten, so würde das Kind mit querverlaufender Schulterbreite geboren. Da aber durch die Schienung mit den kindlichen Extremitäten die Brust- und Lendenwirbelsäule am leichtesten nach der Seite verbiegbar ist, muß auch die Schulterbreite in den Längsdurchmesser rotieren und im Längsdurchmesser durchschneiden, wobei die Brust- und Lendenwirbelsäule sich ihrem Biegungsfacillimum entsprechend seitlich abbiegen können. Der bereits geborene Kopf folgt dabei zwangsläufig der Schulterdrehung.

F. Die Nachgeburtsperiode.

Die Nachgeburtsperiode dauert von der Geburt des Kindes bis zur vollständigen Ausstoßung der Nachgeburt durchschnittlich $^1/_2$ Stunde.

Nach der Geburt des Kindes steht der Fundus uteri ungefähr in Nabelhöhe. Die Placenta haftet fest an der Uteruswand und zu ihrer Lösung sind ebenfalls Wehen notwendig, die sog. *Nachgeburtswehen*, die zu einer weiteren Zusammenziehung der Uterusmuskulatur, zu einer Lösung der Placenta von der Wand und zu ihrer Ausstoßung führen. Die Wehen bedingen eine Verkleinerung des gesamten Uterus und damit auch der Placentahaftstelle. Dadurch wird die Placenta für die Placentahaftstelle zu groß und legt sich in wellblechartige Falten, wobei die dünnen Gefäße, die zwischen Uteruswand und Placenta verlaufen, eröffnet werden. Es kommt zu einem Bluterguß hinter der Placenta, der sich allmählich vergrößert und als *retro-*

placentares Hämatom bezeichnet wird. Der Verlauf der Placentarperiode hängt ab von der Schnelligkeit der Retraktion der Muskel-

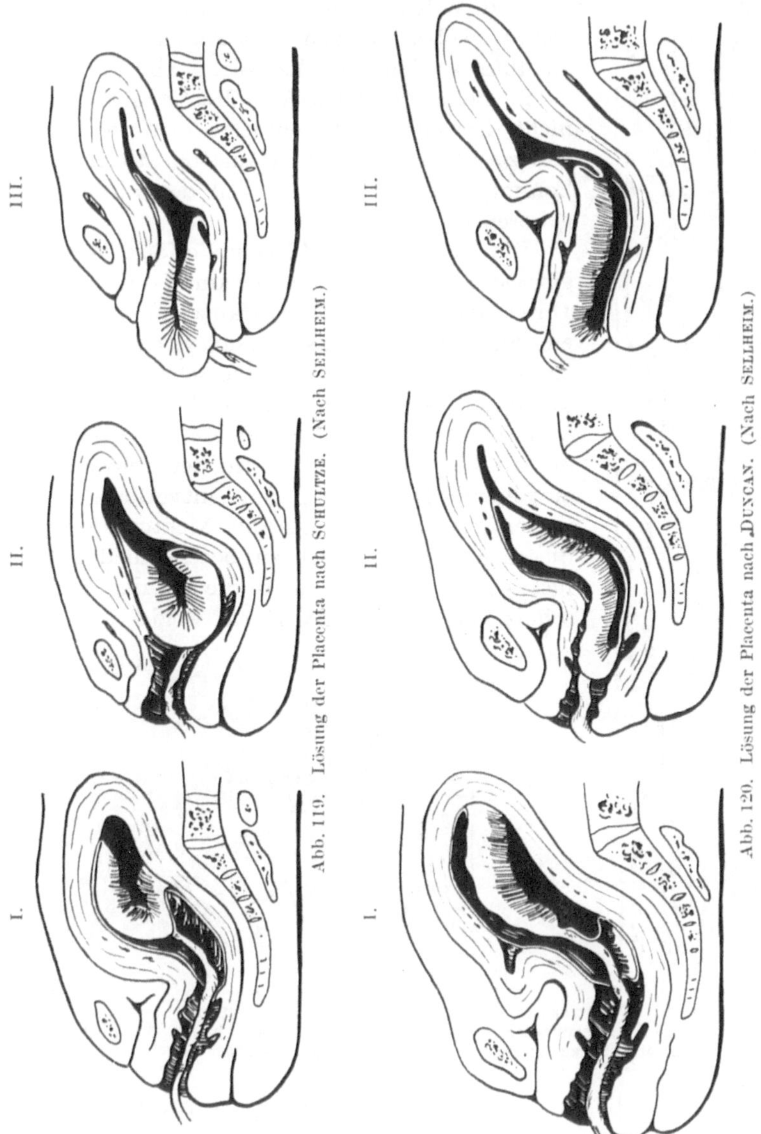

Abb. 119. Lösung der Placenta nach SCHULTZE. (Nach SELLHEIM.)

Abb. 120. Lösung der Placenta nach DUNCAN. (Nach SELLHEIM.)

fasern, von Größe und Konsistenz der Placenta und von der Struktur der Decidua.

Grundsätzlich sind 2 Lösungsarten zu unterscheiden: 1. Lösungsmechanismus nach SCHULTZE, 2. Lösungsmechanismus nach DUNCAN.

1. Beim SCHULTZE*schen Mechanismus* bildet sich das *Hämatom im zentralen Teil der Placenta*, der am stärksten vorgewölbt wird und am ersten in die Scheide und Vulva gelangt. Die Placenta wird umgestülpt, wobei ihr zentraler Anteil führt, und die Eihäute werden von der Wand abgelöst.

2. Beim DUNCAN*schen Mechanismus* löst sich nicht der zentrale Placentateil, sondern der *unterste Pol zuerst*, so daß das Hämatom tiefer zu sitzen kommt, und der unterste Teil der Placenta zuerst geboren wird.

Die Ablösung der Placenta erfolgt in der Spongiosaschicht der basalen Decidua (s. auch Abb. 44). Durch das retroplacentare Hämatom entsteht immer ein *Blutverlust*, der als physiologisch zu bezeichnen ist, solange er 500 g nicht überschreitet. Wir haben ja bereits bei der Physiologie der Schwangerschaft besprochen, daß die Schwangere durch Regulierung des Gefäßsystems und die in der Schwangerschaft eintretende Hydrämie gegen Blutverluste wesentlich besser geschützt ist als die Nichtgravide. Durch diesen als physiologisch zu bezeichnenden Blutverlust von etwa 350 g wird die in der Schwangerschaft eingetretene Hydrämie wieder ausgeglichen.

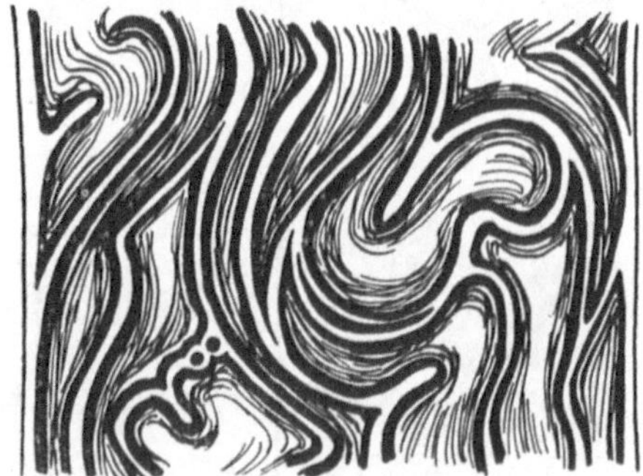

a b

Abb. 121 a und b. Die retraktive Faserverschiebung in der Muskulatur des Uterus. a Lage der auseinandergezogenen Muskelfasern während der Schwangerschaft. b Lage derselben Muskelfasern am retrahierten Uterus nach Ausstoßung der Placenta. (Nach BUMM.)

Damit werden die sich nicht nur auf den Genitalapparat, sondern auch auf den gesamten Organismus erstreckenden Rückbildungsvorgänge im Wochenbett eingeleitet.

Die Blutstillung der durch die Ablösung der Placenta eröffneten mütterlichen Gefäße erfolgt nicht wie sonst durch eine endständige Thrombenbildung, sondern durch Zusammenziehung der Muskulatur.

Die Gefäße des Uterus verlaufen ja zwischen den Muskelfasern, sie werden durch Kontraktion der Muskulatur komprimiert, und erst diese muskuläre Art der Blutstillung wird durch die Bildung kleiner Thromben vervollständigt.

Ist die Lösung der Placenta beendet, so wird sie durch weitere Wehen aus dem Corpus uteri in die Vagina ausgestoßen, was von der Frau als Druck auf den After empfunden wird. Wehen in der Nachgeburtsperiode treten alle 4 Minuten auf und bestehen noch einige Zeit nachher.

G. Lösungszeichen der Placenta.

Bei der Beobachtung der Nachgeburtsperiode ist es wichtig zu wissen, ob die Placenta gelöst ist oder noch fest im Uterus haftet. Zeichen für die erfolgte Lösung der Placenta sind:

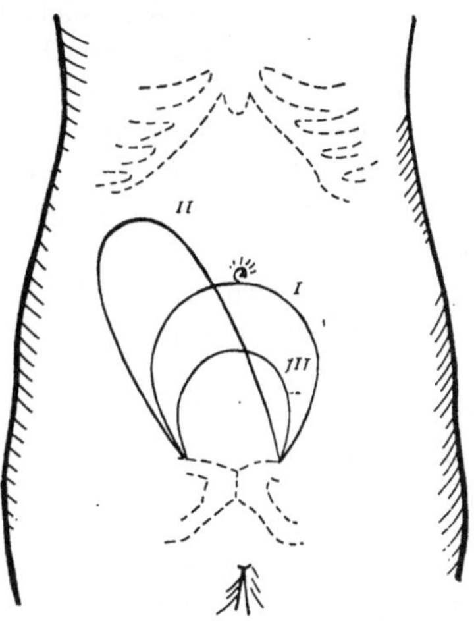

Abb. 122. Stellung des Uterus *I* nach der Geburt des Kindes, *II* nach Lösung der Placenta, *III* nach Ausstoßung der Placenta. (Nach W. Stoeckel.)

1. Der Fundus uteri, der nach Ausstoßung des Kindes in Nabelhöhe steht, steigt jetzt nach rechts oben und steht nach Lösung der Placenta handbreit oberhalb des Nabels. Dabei wird das Corpus, das vorher noch breit auslud, schmal, seine Konturen werden kantig (Schrödersches Zeichen).

2. Das bei der Abnabelung angelegte Nabelschnurbändchen tritt um so weiter vor die Vulva, je mehr die Placenta sich von ihrer Haftstelle entfernt und in das Uteruscavum bzw. in die Scheide gelangt (Ahlfeldsches Zeichen).

3. Drückt man oberhalb der Symphyse die Bauchhaut ein, so wird das vor der Vulva liegende Ende der Nabelschnur, wenn die Placenta gelöst ist und sich in der Scheide befindet, tiefer treten, bzw. unverändert liegen bleiben. Sitzt die Placenta an der Corpuswand noch fest, so wird das Nabelschnurende sich zurückziehen (Küstnersches Zeichen).

4. Liegt die Placenta in der Scheide, so verspürt die Frischentbundene einen Druck auf den After.

Nach der Geburt des Kindes wird die Kreißende als Frischentbundene und erst nach der Geburt der Placenta als Wöchnerin bezeichnet.

XI. Anzeichen der Schädigung des Kindes unter der Geburt.

Die *Herztöne des Kindes*, die immer an der Stelle gehört werden, wo ein Kindesteil, in den meisten Fällen der Rücken, der Bauchwand anliegt, betragen *120—140 Schläge in der Minute.* Sie sind also schon durch ihre Frequenz deutlich von dem mütterlichen Puls zu trennen und sind auch mit Nebengeräuschen, die vom mütterlichen Gefäßsystem (Aorta, Arteria uterina) fortgeleitet und manchmal mitgehört werden, nicht zu verwechseln. Die kindlichen Herztöne sind die einzigen Lebensäußerungen des Kindes, die in der Schwangerschaft und unter der Geburt uns einen sicheren Hinweis für seinen Zustand geben. Ihre Kontrolle ist deshalb in der Schwangerschaft und vor allem unter der Geburt wegen der mannigfachen Gefahren, die dem Kind dann drohen, besonders wichtig. In der Wehe pflegen die kindlichen Herztöne durch die Kompression des Schädelinnern der Frucht und damit auch der lebenswichtigen vegetativen Zentren verlangsamt oder beschleunigt zu sein. Die Auskultation in der Wehe ist deshalb kein sicheres Kriterium, wohl aber die Auskultation in der Wehenpause. Die Herztöne sollen deshalb immer nur in der Wehenpause, in der sie „sich erholen", und dann auch nicht unmittelbar nach einer Wehe gehört werden. Werden die Herztöne leise, ändert sich ihre Schlagzahl, so daß ihre *Frequenz unter 100 oder über 160 Schläge* in der Minute beträgt, so besteht eine *ernste Gefahr* für das Leben des Kindes und es ist unbedingt notwendig, deren Ursache zu ergründen, um die Therapie entsprechend einleiten zu können.

Ein weiteres Zeichen für die Schädigung des Kindes — weniger gefährlich zwar, aber in seiner Bedeutung nicht zu unterschätzen — ist der Abgang von kindlichem Kot (Mekonium = Kindspech). Denn auch dieses Symptom spricht für eine Kohlensäureüberladung des kindlichen Organismus. Durch diese Überladung des Blutes mit sauren Valenzen, insbesondere der Kohlensäure, kommt es zu einer Reizung der in der Darmmuskulatur gelegenen Meissnerschen und Auerbachschen Plexus, was eine Kontraktion der Längs- und Ringmuskulatur des Darmes und damit den Abgang von Mekonium zur Folge hat. Geht das Mekonium erstmalig unter der Geburt ab, so erscheint es als dickbreiige, schwarze Masse. Besteht die Schädigung bereits längere Zeit und ist Mekonium schon früher abgegangen, so kommt es zu einer feinen Emulsion im Fruchtwasser, so daß dieses dann eine schwärzlich grünliche Farbe annimmt.

Bei Steißlagen hat der Mekoniumabgang *unter der Geburt* keine Bedeutung, denn hier wird es lediglich mechanisch aus dem Darm ausgepreßt.

XII. Das normale Wochenbett.

Unter *Wochenbett* verstehen wir die zeitliche Dauer von der Geburt *bis zur völligen Rückbildung aller Veränderungen* am Körper und an den Genitalorganen, die sich im Verlauf der Schwangerschaft ausgeprägt haben. Diese Rückbildungsvorgänge werden eingeleitet durch den physiologischen Blutverlust bei der Lösung der Placenta, der die Hydrämie in der Schwangerschaft beseitigt. Wir haben zu unterscheiden:

A. Die eigentliche Wundheilung der Placentahaftstelle und der unter der Geburt eingetretenen Einrisse.

B. Die Involution des Genitale.

C. Die Rückbildung der allgemeinen Veränderungen am Körper.

Das Wochenbett dauert durchschnittlich 6—7 Wochen. Eine völlige Rückbildung ist niemals möglich. Kleine Unterschiede, die sich bei Frauen finden, die geboren haben und die nicht geboren haben, werden immer vorhanden sein.

A. Wundheilung der Placentahaftstelle.

Die Placentahaftstelle ist nach Lösung der Placenta handtellergroß. Der Epithelbelag der Schleimhautschicht ist nicht vollständig, so daß stets Stellen vorhanden sind, die nicht mit Epithel überkleidet sind.

Die Heilung erfolgt sekundär und nimmt besonders an der Placentahaftstelle längere Zeit, bis zu 8 Wochen, in Anspruch. Die Epithelialisierung der übrigen Uterusschleimhaut geht schneller, aber doch nicht so rasch, daß die Schleimhaut imstande wäre, sich gegen ascendierende Infektionen zu schützen.

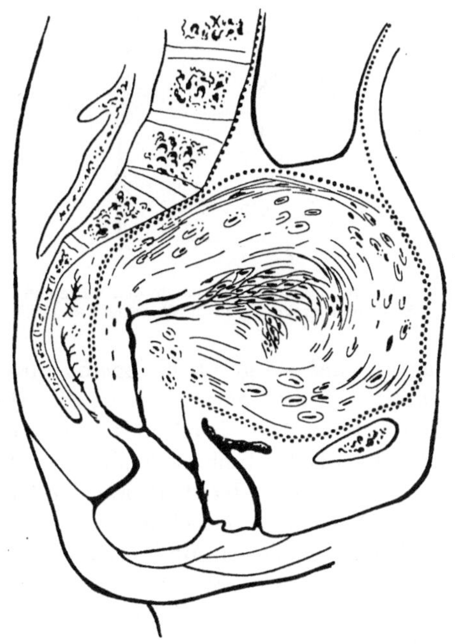

Abb. 123. Uterus in den ersten Tagen des Wochenbetts. (Nach einem Gefrierschnitt von WYDER.)

Auch normalerweise ist vom 5.—6. Wochenbettstag an das Cavum uteri nicht mehr steril, sondern es lassen sich Keime in ihm nachweisen. Die oberflächlichen Schichten werden aber vom Blut- und Lymphsystem dadurch abgegrenzt, daß sich ein dichter Leukocytenwall in Form einer Demarkationslinie im histologischen Schnitt erkennen läßt. Die Schleimhaut, die über dem Leukocytenwall gelegen ist, stößt sich am 5. Wochenbettstag nach vollendeter Demarkation ab und auch die Leukocyten, die den anfänglichen Schutz übernommen hatten, werden mit ausgestoßen. — Die zurückgebliebenen Epithelien der tieferen Drüsenschläuche, deren Lumen durch die Kontraktion des Uterus ebenfalls verengt wird, proliferieren, so daß bereits am 8. Tag mit Ausnahme der Placentahaftstelle die epitheliale Auskleidung wiederhergestellt ist.

B. Involution des Genitale.

Auch die Cervix, deren Epithel teilweise eingerissen war, wird wieder epithelialisiert, und die kleinen Rißwunden am Muttermund, an der Scheide und an der Vulva heilen sekundär. Das bei der Geburt immer bestehende Vulvaödem, verschwindet bald. Auch die quergestreifte überdehnte Muskulatur des Dammes retrahiert sich, wodurch sich der Damm verkleinert. Am langsamsten bildet sich die Scheide zurück, die weiter als bisher bleibt und deren Eingang leicht klafft. Die Scheidenwand wird dadurch glatt, daß die Falten der Columnae rugarum ausgezogen sind. Die Heilungsvorgänge im Uterus machen sich in einer Absonderung von Wundsekret bemerkbar, das durch die nekrotisch gewordenen Schleimhautreste noch vermehrt wird. Diese Absonderung wird als Wochenfluß oder als *Lochien* bezeichnet, die zuerst stark blutig sind, aber mit zunehmender Rückbildung immer mehr eitrig-schleimig werden. Die Lochien sind blutig während der ersten beiden Wochenbettstage, Lochia cruenta, sie werden am 3. Tag dünnflüssig und dann wegen ihrer Ähnlichkeit mit dem Blutserum als Lochia serosa bezeichnet. Vom 8.—10. Tag an sind sie gelblich, Lochia alba. Je weiter das Wochenbett fortschreitet, um so geringer wird die Absonderung, die nach 4—6 Wochen ganz aufhört. Die Rückbildung des Uterus bei stillenden Frauen erfolgt schneller als bei nichtstillenden, denn der Saugreiz des Kindes führt zu einer verstärkten Kontraktion der Uterusmuskulatur, die besonders von Mehrgebärenden als schmerzhafte *Nachwehen* empfunden werden.

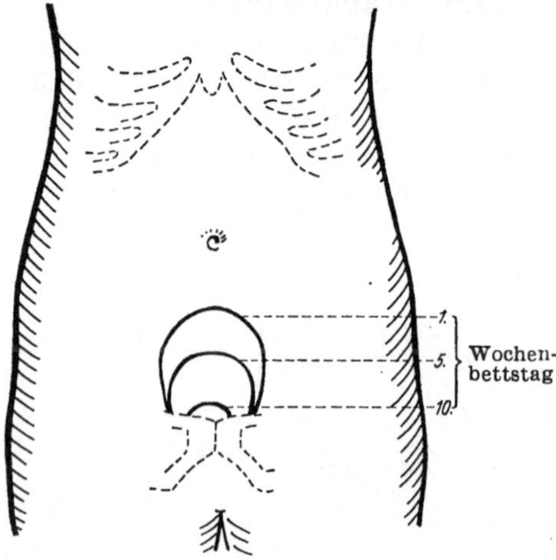

Abb. 124. Stellung des Uterus in den einzelnen Wochenbettstagen. (Nach W. STOECKEL.)

Auch die Tuben und Ovarien bilden sich durch die Verringerung des Blutzuflusses bald wieder zurück. Die erste Ovulation erfolgt meist 4 Wochen post partum, die Menstruation tritt aber im allgemeinen während der Lactation nicht ein. Trotzdem ist die Befruchtung wegen der vorhandenen Ovulation möglich. Diese Lactationsamenorrhoe ist ein physiologisches Charakteristikum des Wochenbetts.

Mit der Rückbildung des Uterus erfolgt auch die Rückbildung seines Serosaüberzugs, seiner Bänder und des Beckenbindegewebes. Die Involution des Uterus vollzieht sich schnell. Die Muskulatur schrumpft, und es erfolgt eine Fettinfiltration der Muskulatur mit gleichzeitiger albuminöser Trübung. Er hat nach 6 Wochen sein Ausgangsgewicht von 50 g wieder erreicht. Am 5. Wochenbettstag steht der Fundus uteri zwischen Nabel und Symphyse.

Am 10. Wochenbettstag ist er gerade noch oberhalb der Symphyse zu tasten.

C. Rückbildung der allgemeinen Veränderungen am Körper.

Die plötzliche Entleerung des Uterus führt durch den starken Abfall des intraabdominellen Druckes bei überdehnten Bauchdecken und durch die starke hormonale Umstellung zu einer Atonie der Blase und des Mastdarms, so daß es öfter zu Störungen in der Urin- und Darmentleerung kommt. Die Urinabsonderung nimmt nach der Geburt erheblich zu. Tagesmengen von 2 Litern sind keine Seltenheit. Die starke extravasale Flüssigkeitsanreicherung in der Schwangerschaft, die die „Vollsaftigkeit" der Schwangeren bedingt hatte, wird ausgeglichen.

Besonders lange Zeit beansprucht die Rückbildung der Bauchdecken. Ein Auseinanderweichen der beiden Mm. recti (Rectusdiastase) bleibt in vielen Fällen zurück. Es ist Aufgabe des Arztes, nicht nur durch Massage allein, die nur wenig erreicht, sondern auch durch eine aktive Wochenbettsgymnastik, die sich selbstverständlich auch auf den Beckenboden zu erstrecken hat, die überdehnte Muskulatur zu kräftigen und dadurch die möglichen Spätschäden zu vermeiden.

D. Lactation.

Die Brust hat bereits während der Schwangerschaft an Volumen zugenommen, eine Zunahme, die nicht nur durch vermehrte Fettablagerung, sondern durch Sprossung und Wucherung der Drüsengänge bedingt ist. Dieses aktive Wachstum ist, wie wir bereits angedeutet haben (s. S. 91), ausgelöst durch Follikel- und Corpus luteum-Hormon, die in der 2. Hälfte der Schwangerschaft in der Placenta gebildet werden. Die Drüsenläppchen erreichen oft die Achselhöhle. Das bereits in der Schwangerschaft abgesonderte colostrale Sekret ändert in den ersten Tagen post partum nicht seinen Charakter. Trotzdem ist es wichtig, bereits in den ersten Tagen nach der Geburt das Kind anzulegen, weil dem Colostrum eine wesentliche Bedeutung für die Ernährung zukommt. Seine bluteigenen Eiweißstoffe gehen durch die besonders permeablen Grenzwände des Magen-Darmkanals des Neugeborenen unabgebaut hindurch, so daß die colostrale Ernährung den Eiweißbedarf des Neugeborenen ohne dessen aktive Mittätigkeit sicherstellt. Mit diesen hochmolekularen Eiweißkörpern gehen aber auch Antikörper auf das Kind über, die besonders gegen die für den kindlichen Darm pathogenen Coli-Stämme gerichtet sind, so daß das Kind durch die colostrale Ernährung einen Immunisierungsschutz erfährt.

Die Milchbildung, die am 3.—4. Tag post partum beginnt, wird ausgelöst durch das Lactationshormon des Hypophysenvorderlappens, das während der Schwangerschaft durch die Placentarhormone und in den ersten Wochenbettstagen durch die im Blut der Mutter kreisenden Hormonreste gebremst war. Dieses Lactationshormon wird nach Ausscheidung des Follikelhormons biologisch aktiv und bedingt die Milchbildung. Die Lactation wird unterhalten durch das Trinken des Kindes. Das Saugen stellt also den adäquaten Reiz für die Brustdrüse dar. Die Milchmenge kann, wenn die Brust wirklich leer getrunken wird, und der Saugreiz genügend stark ist, erheblich gesteigert werden, andererseits geht die Milchmenge zurück, wenn die Brüste nicht genügend leer getrunken werden. Die Milchmenge beträgt bei voller Tätigkeit der Brustdrüse 1—$1^1/_2$ Liter pro die. Die Milch der Mutter ist die beste Ernährung für das Kleinkind und in ihrer qualitativen Zusammensetzung überhaupt nicht zu ersetzen. Es muß vom Arzt darauf gedrungen werden, daß überhaupt und möglichst lange gestillt wird. Die Diagnose der Brustunergiebigkeit (Hypogalaktie) wird viel zu oft und viel zu früh gestellt, Nur bei schweren Erkrankungen der Mutter soll abgestillt werden. Ein interkurrenter Infekt stellt niemals eine Indikation dazu dar.

XIII. Lageveränderungen des Uterus.

Die normale Lage des Uterus besteht in einer Anteversio und Anteflexio. Wir verstehen unter Anteversio die Neigung des Uterus nach vorn vor die Scheidenachse und unter Anteflexio, daß die Cervix gegen das Corpus in einem nach der Symphyse zu offenen stumpfen Winkel abgeknickt ist. Der Grund für diese Normallage ist 1. in dem Tonus des Gewebes zu suchen und 2. in entwicklungsgeschichtlichen Vorgängen; denn schon während der fetalen Entwicklung verlaufen die Müllerschen Gänge, aus deren Verschmelzung der Uterus sich entwickelt, in einem nach der Symphyse zu offenen Bogen. Dem Bandapparat des Uterus kommt für die Erhaltung der Normallage nur eine geringe Bedeutung zu.

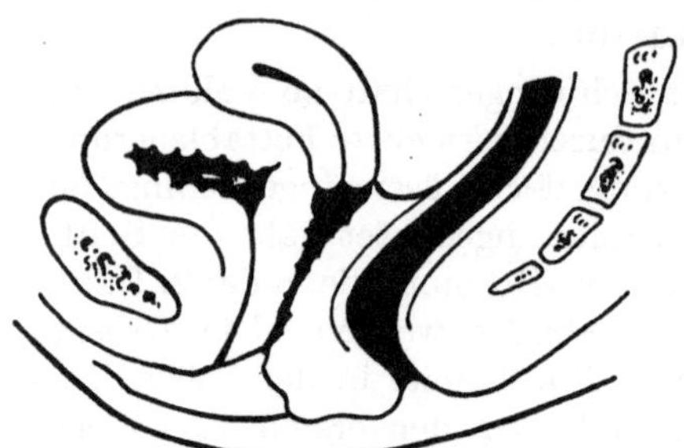

Abb. 125. Normallage des Uterus. Schematischer Sagittalschnitt.

Wie die Untersuchungen von Robert Schröder gezeigt haben, ist der „Eingeweideblock als eine statische Einheit aufzufassen, da die einzelnen Teile eng aneinanderliegen und nicht nur in capillären Kohäsionen aneinanderhaften, sondern auch durch gegenseitige Stützung ihr Eigengewicht fast ganz aufheben.“ Zu Verlagerungen des Uterus wird es deshalb nur dann kommen, wenn irgendwo diese funktionelle Einheit gestört wird.

Im einzelnen können wir folgende Ursachen unterscheiden:

A. Störung der vegetativen Funktion des Ovars (Infantilismus).

B. Konstitutionelle Minderwertigkeit.

C. Entzündliche Veränderungen der Nachbarschaft des Uterus mit Adhäsionen, die zu Lageveränderungen führen.

D. Insuffizienz des Stützapparates, d. h. des Beckenbodens.

A. Störungen der vegetativen Funktion des Ovars (Infantilismus).

Dem Eierstock kommt neben der Bereitstellung des Eies für die Befruchtung, seiner rein generativen Aufgabe also, noch eine weitere vegetative zu, die die Umwandlung des infantilen Uterus in das geschlechtsreife Organ bewirkt. Diese Wachstums- und Turgorförderung erstreckt sich auch auf Tube und Scheide. Träger der vegetativen Funktion sind die im Follikelapparat heranwachsenden, aber nicht zur

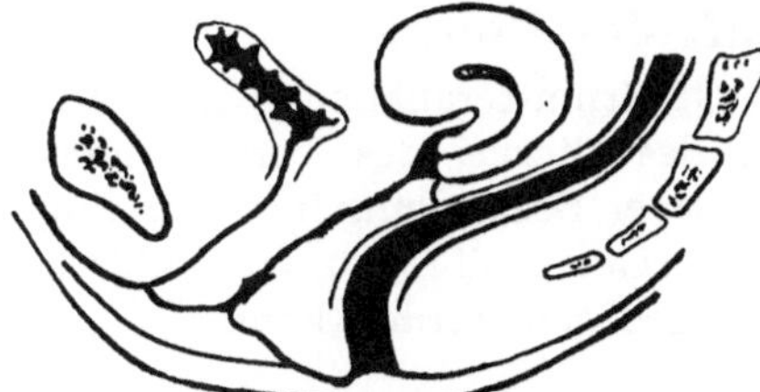

Abb. 126. Spitzwinkelige Anteflexio oder Hyperanteflexio.

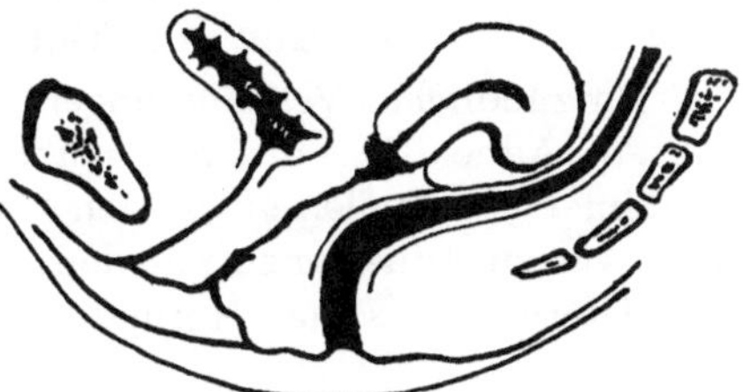

Abb. 127. Retroflexio uteri.

völligen Ausreifung gelangenden Follikel, deren Eizellen unbefruchtet zugrunde gehen (R. SCHRÖDER).

Das infantile Genitale ist charakterisiert durch einen muldenförmig eingezogenen Damm, eine enge Scheide mit kaum ausgeprägtem Scheidengewölbe, eine stärkere Schlängelung der Tuben. Der Uterus ist kleiner als ein Hühnerei, besonders auffallend ist die abnorme Beweglichkeit im Corpus-Cervixwinkel, die durch ungenügende Ausreifung und mangelhafte Turgeszierung der Muskulatur bedingt ist. Dadurch ist oft der Winkel zwischen Corpus und Cervix nicht mehr ein stumpfer, sondern ein spitzer, so daß wir von einer spitzwinkeligen Anteflexio oder Hyperanteflexio sprechen.

Das Corpus kann auch gegen die Cervix nach hinten abgeknickt sein, im DOUGLASschen Raum liegen, tiefer als die Portio uteri = Retroflexio uteri.

Durch diese übermäßige Abknickung im Corpus-Cervixwinkel wird die physiologische Enge des inneren Muttermundes noch vermehrt, so daß stärkere Menstruationswehen notwendig sind, um bei der Periode die desquamierte Schleimhaut hindurchzutreiben. Klagen über eine schmerzhafte Periodenblutung (Dysmenorrhoe) kommen als Symptom hierbei häufig vor.

B. Konstitutionelle Minderwertigkeit.

Bei asthenischen Typen finden wir häufig auch Zeichen von Infantilismus, so daß in dieser Sonderform von einem asthenischen Infantilismus gesprochen werden kann, der sich nicht nur am Genitalapparat kundtut sondern auch in einer Insuffizienz des gesamten Binde- und Stützgewebes. Diese allgemeine Insuffizienz erstreckt sich auch auf das Beckenbindegewebe und ist häufig kombiniert mit einer Rigidität der Weichteile. Die schlecht durchblutete und dadurch schlecht turgeszierte Muskulatur kann durch das Geburtstrauma sehr viel leichter überdehnt werden, so daß dann durch eine Lücke im muskulären Stützapparat die Insuffizienz des primär minderwertigen Bindegewebes noch vermehrt wird.

C. Entzündliche Veränderungen in der Nachbarschaft des Uterus.

Entzündliche Veränderungen der Gebärmutteranhänge, den Adnexen (Adnexitis), des Serosaüberzugs des Uterus, des Perimetriums (Perimetritis), heilen auch nach konservativer Behandlung immer narbig aus, was zu Adhäsionen mit den Nachbarorganen führt, so daß dadurch der Uterus aus seiner Normallage herausgezogen werden kann.

D. Insuffizienz des Stützapparates.

Der Beckenbodenmuskulatur der Frau fällt eine größere statische Bedeutung zu als der des Mannes; denn neben dem Rectum und der Urethra ist auch noch die Vagina in den Hiatus genitalis eingelassen, und Zerreißungen oder primäre Muskelinsuffizienzen werden sich bei der Frau stärker bemerkbar machen als beim Mann. Der intraabdominelle Druck, der dauernd auf dem Beckenboden lastet und bei jeder Bauchpresse noch vermehrt wird, kann nur dadurch aufgehoben werden, daß sich zusammen mit der Bauchmuskulatur die Muskulatur des Beckenbodens kontrahiert, und so ein Tiefertreten des Uterus in die Scheide verhindert. Der Beckenboden besteht, wie wir bereits in der anatomischen Einleitung gesehen haben, aus Bindegewebe, Fascien und einer stark entwickelten Muskulatur, der die Hauptbelastung zukommt. Die beiden Levatorenschenkel engen den Hiatus genitalis ein, in dem Scheide und Urethra verlaufen und heben durch ihre Kontraktion den bei körperlicher Anstrengung auf dem Beckenboden lastenden vermehrten intraabdominellen Druck auf. Außer dem Levator ani spielt vor allen Dingen der M. transversus perinei profundus, der das Diaphragma uro-genitale bildet, eine Rolle. Neben primärer Minderwertigkeit dieser Muskelgruppe, die auch bei Nulliparen zu einer Senkung des Uterus und der Scheide führen kann, sind für die Entstehung der Senkung von Scheide und Uterus (Descensus vaginae et uteri) in erster Linie geburtstraumatische Zerreißungen von Bedeutung. Die Geburt des kindlichen Kopfes ist erst dann möglich, wenn der Widerstand der Beckenbodenmuskulatur durch die Wehenkraft überwunden ist, wobei es zu einer erheblichen Dehnung dieser Muskelgruppen kommt, die schlauchförmig ausgezogen werden (siehe Abb. 109 u. 110). Selbstverständlich werden die Muskelgruppen, die die Scheide unmittelbar umgeben und normalerweise das Scheidenlumen einengen, am stärksten gedehnt und können, falls die Belastung über die Dehnungsgrenze der Muskulatur hinausgeht, einreißen, was sehr viel häufiger der Fall ist, als man im allgemeinen annimmt; denn auch ohne Dammriß, d. h. bei Intaktbleiben

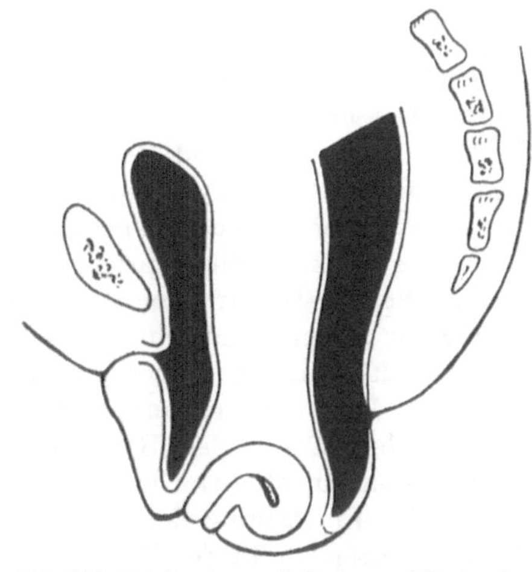

Abb. 128. Totalprolaps mit Cysto- und Rectocele. Medianer Sagittalschnitt. Schematisch.

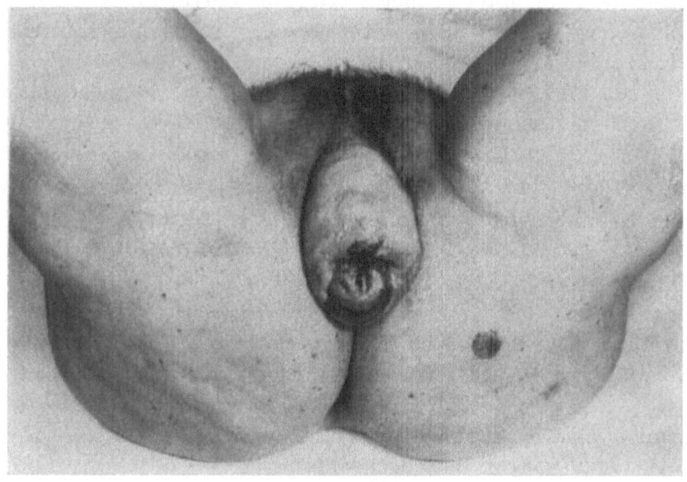

Abb. 129. Totalprolaps.

der Haut des Dammes, kommen, wie v. JASCHKE gezeigt hat, Absprengungen des Levatorschenkels vor. Diese Absprengung findet sich immer auf der Seite, auf der sich das Hinterhaupt des kindlichen Kopfes nach vorn gedreht hat. Da die meisten Geburten in 1. Hinterhauptslage vor sich gehen, ist meist der linke Levatorenschenkel stärker geschädigt als der rechte. Die Gefahr der Absprengung des Muskels wird um so größer sein, je weniger elastisch die Muskulatur ist. Sie wird also bei alten Erstgebärenden, bei denen der normale Gewebsturgor nicht mehr vorhanden ist, sehr viel häufiger vorkommen als bei jugendlichen Frauen.

Der Descensus vaginae et uteri, dessen höchster Grad der Vorfall (Prolaps) von Vagina und Uterus ist, wird also bei Nulliparen nur dann vorkommen, wenn eine allgemeine konstitutionelle Schwäche des Bindegewebes und der Muskulatur besteht. Er wird bei Frauen, die in höherem Alter ihre erste Geburt durchgemacht haben, häufiger sein, als bei jugendlichen Erstgebärenden. Diese nach Geburten auftretende Muskelinsuffizienz ist meist nur eine relative und wird erst klinisch bemerkbar, wenn mit Eintritt der Menopause der turgeszierende Einfluß des Ovars wegfällt, oder wenn schwere körperliche Arbeit mit vermehrtem intraabdominellem Druck den Beckenboden fortgesetzt belastet und so aus der relativen Insuffizienz eine absolute macht.

Für die Entstehung des Uterusprolaps ist aber auch die Lage des Uterus wichtig. Steht der Uterus mit seiner Längsachse direkt senkrecht über dem Spalt des Beckenbodens, so wird er leichter hinausgedrängt werden, als wenn er sich in Anteflexions- oder Retroflexionslage befindet. In den Fällen, in denen die Längsachse des Uterus fast parallel zur Schamspalte verläuft, wird bei stärkerem intraabdominellem Druck die Gefahr des Vorfalls geringer statt größer. Tritt die Portio tiefer, so wird auch das Scheidengewölbe mit nach unten gezogen und die gesamte Scheide umgestülpt.

Bei den räumlichen Beziehungen der beiden Scheidenwände zu Blase und Mastdarm können diese ebenfalls mit nach unten gezogen werden. Auf diese Weise kommt es neben einem Descensus der Vaginalwand zu einer Vorstülpung der Blase und des Rectums (Cystocele, Rectocele).

E. Einteilung der Lageanomalien.

Folgende Lagen des Uterus kommen vor:

1. Flexio, d. h. der Knickungswinkel zwischen Cervix und Corpus.

a) Anteflexio (normal), — b) Hyperanteflexio, — c) Geradestreckung, — d) Retroflexio, — e) Dextro- und Sinistroflexio.

2. Versio, Neigung des Uterus als Gesamtorgan zur Längsachse der Scheide (intravaginal palpierender Finger).

a) Anteversio (vor der Längsachse) (normal), — b) Retroversio (hinter der Längsachse), — c) Dextro- und Sinistroversio (rechts und links von ihr).

3. Positio, Verschiebung des Uterus im Becken.

a) Antepositio, — b) Retropositio, — c) Dextro- (normal) und Sinistropositio.

4. Elevatio, Stand des Corpus uteri im Beckeneingang oder oberhalb.

5. Descensus, Herabsinken des Uterus nach dem Beckenausgang.

6. Prolaps, stärkster Grad des Descensus, Uterus ist vor die Schamspalte getreten.

Sachverzeichnis.